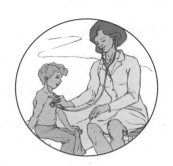

王文圣 小儿推拿教程

王文圣 主编

U0271676

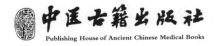

中医古籍出版社
Publishing House of Ancient Chinese Medical Books

图书在版编目（CIP）数据

王文圣小儿推拿教程/王文圣主编．—北京：中医古籍出版社，2020.1
ISBN 978-7-5152-1984-4

Ⅰ.①王… Ⅱ.①王… Ⅲ.①小儿疾病-推拿-教材 Ⅳ.①R244.15

中国版本图书馆 CIP 数据核字（2019）第 282376 号

王文圣小儿推拿教程

王文圣　主编

策划编辑　姚　强

责任编辑　李　炎

封面设计　杨志敏

出版发行　中医古籍出版社

社　　址　北京市东城区东直门内南小街 16 号（100700）

电　　话　010-64089446（总编室）　010-64002949（发行部）

网　　址　www.zhongyiguji.com.cn

印　　刷　北京博图彩色印刷有限公司

开　　本　880mm×1230mm　1/32

印　　张　6.625

字　　数　98 千字

版　　次　2020 年 1 月第 1 版　2020 年 1 月第 1 次印刷

书　　号　ISBN 978-7-5152-1984-4

定　　价　38.00 元

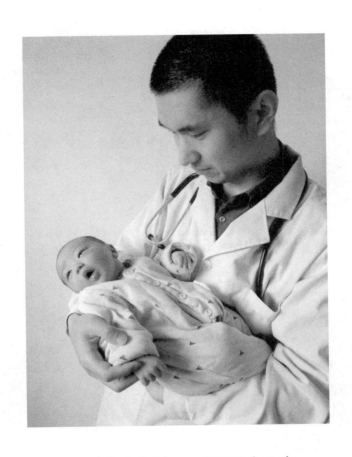

小儿原本为化极，双门阴阳主天地。

误当天癸至法医，衡也和也切必知。

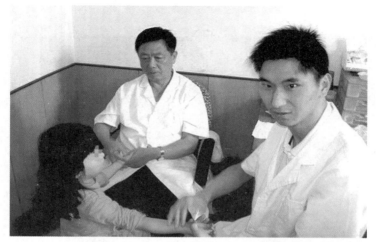

王文圣医师与恩师张寄岗为小朋友做推拿

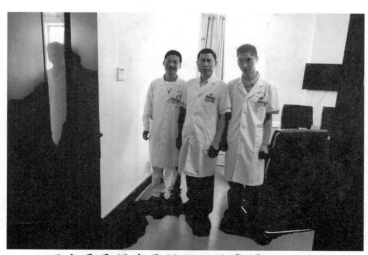

王文圣医师在恩师魏汉林带领下工作

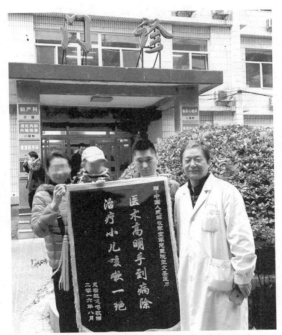

王文圣医师在恩师丁卫星带领下工作

人类传统医学与现代医学共同的敌人是疾病。为了对抗共同的疾病，我们要应用一切可以治病的方法，只要能对治疗疾病有效，我们就可以学习、采纳和应用。医学是不分国家、种族界限的，是全人类智慧的瑰宝，是时代科技发展的成果，是人类长期与病魔斗争的产物。无论是传统医学还是现代医学都需要传承和坚持不懈地学习，以求精益求精。

——王文圣医师

对待孩子，既不能过度医疗，更不能耽误病情。小疾父母调理，大病综合诊疗。所有的重大疾病都是由小问题发展来的，所以说父母是孩子最好的保健医生。

——王文圣医师

小儿原本为化极，双门阴阳主天地。

误当天癸至法医，衡也和也切必知。

——王文圣医师

编委会名单

主　编　王文圣

顾　问　魏汉林

编　委　（以姓氏笔画为序）

王　影　刘　一　张　玉

张　颖（绘图）　张琳娜

陈兰芳

主编简介

王文圣　主治医师，世界中医药学会联合会特色诊疗专家委员会理事，中国医药教育协会科普健康教育中心理事，中医古籍出版社中医药文化传承研究中心顾问，"华人圣手"创建人。毕业于河南中医学院中医针灸推拿专业，先后师承张寄岗、魏汉林、丁卫星先生。曾在中国人民解放军空军总医院学习、工作多年，主要承担小儿推拿工作。

王文圣医师擅长采用中医儿科推拿手法，治疗小儿脾胃湿热型支气管炎咳嗽、过敏性咳嗽、顽固性咳嗽、腺样体肥大、脾胃不和所致顽固性便秘、顽固性泄泻、遗尿、抽动症等儿科常见病。其快速把脉辨证组穴运气消炎推拿治疗的方法，在中医儿科推拿领域享有很高的声誉，能在患儿有炎症时，进行运气消炎推拿治疗，并且疗效显著。王文圣医师经常受邀到各单位进行儿科推拿讲座，其著作《论儿科推拿引领新时代儿科绿色疗法》《采用青岛张席珍小儿推拿流派疗法治疗 50 例急性支气管炎的临床分析》受到业内同仁广泛赞许。

编写说明

　　本书采撷了多版中医药院校本科、大专、中专教材的内容和同道的成果。在此，谨对各位专家、学者和主编及出版社表示衷心的感谢。

　　因个人水平有限，书中不足之处在所难免，敬请同道及读者多提宝贵意见，以便修订提高。

喜　贺

祝贺"小儿推拿王"王文圣医师编写此书，他以医者仁心、精益求精的学习工作态度深受广大医务工作者及患儿家长的赞赏。此书除着重普及中医儿科知识外，还注入了作者十多年的临床经验总结，值得广大读者参阅。希望王文圣医师不忘初心，再接再厉，为普及儿科推拿手法多做贡献，更好地造福千家万户。

2019 年 8 月 31 日

祝　贺

　　祝贺王文圣医师以精湛的诊疗技术、丰富的临床经验、严谨的治学态度编成此书，希望此书能为广大医务工作者及患儿家属提供健康指导，为小儿推拿的推广和传承做出贡献。

2019 年 8 月 26 日

序

本书作者王文圣长期从事小儿推拿工作，具有良好的中医基础功底和丰富的小儿推拿临床经验。多年来，王文圣医师刻苦钻研，孜孜不倦，凭借个人精湛的诊疗技术，为众多患儿解除病痛，深受广大医务工作者及患儿家长的认可与好评。

对于孩子而言，既不能过度医疗，亦不可耽误病情。其实，在某种程度上说，父母才是他们最好的保健医生。小儿推拿是在中医基础理论的指导下，运用各种手法刺激穴位，使经络通畅、气血流通，以达到调整脏腑功能、治病保健目的的一种方法。因其具有简单易学、方便易行、疗效显著、相对安全、易于接受等特点，越来越受到广大家长的青睐。

为了更好地传播小儿推拿知识，使之更好地为广大患儿提供健康指导，王文圣医师集个人理论与临床经验于一身，编成此书。本书没有宏幅巨著，更没有高谈阔论，全都是王文圣医师理论学习及临床诊病的经验和心得，值得广大小儿推拿专业医务工作者及患儿家长阅读、学习。

　　路漫漫其修远兮，吾将上下而求索！愿我们共同努力，为广大儿童的健康保驾护航。

2019 年 8 月 27 日

贫困盲童到儿科推拿医生

为人父母者不知医谓不慈，为人子女者不知医谓不孝！

我是王文圣医师，2019年4月，爱子王普京出生了，这段日子一直沉浸在得子的喜悦中。爱妻妊娠期间，作为一名儿科推拿医生，我一直在思考一个问题，到底要送给这个孩子一个什么样的礼物来迎接他的到来？思来想去，决定把我这些年在儿科推拿领域的点点经验写出来，献给我的爱妻、爱子，同时也奉献给天下的父母，希望能帮到大家，让每一个孩子都能健康平安地长大。于是，这本书问世了。

我出生在国家贫困县的一个农村里，自幼家徒四壁，姊妹众多。即便如此，母亲还是坚持让每个孩子都念书上学，盼望着孩子们通过学习文化能走出面朝黄土背朝天的日子。

我先天视力残疾，小时候上课时看不清黑板上的字迹，经常到黑板前抄题，看书时必须鼻尖贴在书本上才能模糊看到大致内容，班级的小朋友取笑我，虽然童言无忌，但是我听着也不是滋味，再加上生活上遇到的各种麻烦，逐渐就对上学失去了兴趣，觉得特别枯燥困难，不想上学了。

妈妈无奈又坚强地对我说："咱和别人不一样，家里穷，又没有能帮你的亲戚，所以只有靠自己努力才能走出去。现在有 3 个选择：一是去上学，用学来的文化知识，长大养活自己；二是去当兵，在部队里埋头苦干，听上边的安排；三是学好一门手艺，养活自己。要不然就这么稀里糊涂地长大，就算下地干活、种庄稼你也看不见。"

因为视力残疾没办法去当兵，所以家里人多处打听帮我找到了山东的张寄岗老师，经过一而再、再而三地拜访，磕头拜师后开始跟着张老师学习小儿推拿。起初我还不以为然，不愿意承认自己是盲人的事实，在学习上也不用心。

后来有一天，张老师不小心把口袋里的钱掉地上了，有 10 元、20 元的，50 元甚至还有 100 元的。我当时触动很大，突然想明白了，推拿一个小朋友得来的费用，在当时可以买 10 个凉皮或 7 个炸鸡腿，这对于一个喜欢吃又经常吃不到好吃的孩子来说，学好这门手艺是一件很实际的事情。又想想自己的身体条件，不可能和邻居一样，当一名汽车司机或从事商场保安、电工、焊工等这些工作。这个行业几乎不需要用眼睛，并且师爷张席珍也是一个盲人，如果把这一行干好，不但能养活自己，还可以受到许多家庭的尊重，能挽回一些自尊，从心理上得到安慰，自己虽然是盲人，但还是有点价值的。所以，从那一刻起，我就暗自和自己较上了劲儿，为了不给别人添麻烦和打造自己将来的好时光，就要好好学。不但要学，还要学到精髓，在此后的每一天，我都这么提醒自己。

随着时间慢慢积累，跟着恩师学到了许多中医小儿推拿的知识，张寄岗老师是我在小儿推拿上的启蒙老师，更是我的磕头恩师。他无私地传授给我很多自家祖传的中医及小儿推拿的精髓，尤其是中医与新时代的天地人合（和），还认可我为流派得意弟子及传人。

2003 年我去青岛盲校读中专，学习了按摩专业，第一年系统地学习了《中医基础理论》《中医诊断学》《按摩学基础》《经络腧穴学》以及西医的《正常人体解剖学》《生理学》《病理学》《西医诊断学》等中西医基础课。第二年学习了临床课，包括《儿科按摩学》《妇科按摩学》《伤科按摩学》《内科按摩学》和《保健按摩学》等。这使我对中医按摩有了更系统的认识。中专第三年，应该是实习时，我与家人和张寄岗老师商量过后，决定尝试着参加对口升学考试，考取大学。

2005 年，我顺利考入河南中医学院针灸推拿职业学院。当时为了不失明，我刚在解放军总医院做完角膜移植术，收到大学通知书的那一刻，既兴奋又为难。兴奋的是，通过自己的努力，终于有了上大学的机会（对于一个盲人来说，能够通过自己的学习考上大学，是一件非常不容易的事情）；为难的是刚做完手术，处于失明状态，盲文又不熟练。再加之手术用了一大笔费用，这对一个农村家庭来说是一个不小的负担。家人了解到我的顾虑后，果断决定一起供我念书。我心里甚是感激：只有好好学，练出真功夫才不负亲人。

大学期间，由于有中专学过的专业课功底，再加上老师对盲生格外的照顾和同学们的帮助，还算是比较顺利。到了大学后期的专业课，我的临床优势逐渐发挥出来，尤其是小儿推拿技术得到了当时很多在校老师和同学们的赞赏。

2007 年，大学最后一年，学校规定去医院实习，鉴于我身体残疾，经多方努力，我去了空军总医院，先后拜于魏汉林、丁卫星老师门下，学习中西医临床医学和针灸推拿。两位老师对我这个身残志坚、刻苦上进的农村孩子特别关照，精心培养我，手把手教了许多适合我的知识。刚开始工作并不怎么顺利，只得到一部分人认可。经过我不断的学习和临床经验的积累，逐渐地收到赞誉。后来医院让我负责了小儿推拿工作。按照国家的政策，我先后考取了从业资格证书和初级职称（医师）、中级职称（主治医师）。2017年我离开医院，自己开启了创业之路，创建了华人圣手（北京）健康咨询有限公司。

感恩一路走来帮助我、教导我、鼓励我、鞭策我、支持我的所有人！

我的父母姊妹、我的恩师、我的亲朋好友、我的患儿和他（她）的家长：感谢我的生命中有你们！

作为一个处处被社会关爱着，被亲朋好友帮助着以及被广大患儿家属与业内同仁认可的盲人医师，我无以为报。为此将多年的学习和临床经验总结后系统编写了本书。希望能够帮助到更多的家庭，更希望每位父母都成为孩子们最好的保健医生，因为父母最了解孩子的身体情况、养护方式和生活规律。倘若每位父母都能熟练掌握本书介绍的方法，平日里给孩子保健推拿，未病先防；并能在孩子小病第一时间发现异常后，果断及时调理，将病魔消灭在萌芽状态，使宝宝免受病魔的伤害，这也是我最大的心愿，也算是给社会恭献了一份自己的力量。

因本人的能力及知识有限，书中有些不足在所难免，希望各位读者能够提出宝贵的意见。让我们共同努力，使国粹之中医小儿推拿更好地发展。

目 录

第一章　小儿推拿学概述

第一节　概　述

　　小儿推拿学又称中医儿科推拿学，是中医儿科学和推拿学相结合的产物，临床医师根据小儿生理、病理特点和临床表现，采用中西医结合儿科诊断后，在此基础上给出的治疗原则和方案，将临床药物、处方更换为临床手法处置（用特定的儿科推拿手法操作儿科特定的穴位，使其达到替代部分药物的功效）以求达到治病防病的目的。正规医疗性质的儿科推拿一般不需要医疗器械和药物以及介质，仅凭推拿即可治疗、缓解儿科常见病或症状。古籍早已记载，推拿穴位就是使用药物，穴位、药物二者同源。当然，在儿科疾病日趋严重或危重时，可以采取穴药结合或中西医结合的综合治疗，以求达到在正规治疗疾病的同时缩短病程和减少不良反应。

　　提到中西医结合，有人可能会问：小儿推拿原本是

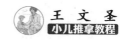

中医的，跟西医到底有没有关系？在这里给大家普及一下现代中医学的发展趋势。中医学是中国传统医学，小儿推拿是中医学的一部分，西医并不是西方人的，而是全人类的。中国要走适合自身国情的医疗道路，中医学与人类现代医学相互结合、互通互补，中医提倡与时俱进，融会贯通，集百家所长。

不要问中医好还是西医好，因为人类传统医学与人类现代医学共同的敌人是疾病。为了对付共同的疾病，我们要应用一切治病方法，只要能对治疗疾病做贡献，我们就可以学习、采纳和应用。医学是不分国家、种族的界限的，是全人类智慧的结晶，是时代科技发展的成果，是人类长期与病魔斗争的产物。无论是传统医学还是现代医学都需要传承和坚持不懈地学习，以求精益求精。

作为长期从事中医儿科推拿的医师，首先要清楚我们做的是儿科推拿，不是成人内科推拿或成人伤科推拿，千万不要把患儿当作成人的缩小版，千万不要在身体躯干以及十四经穴、经外奇穴、阿是穴上做主要功夫，不要将成人《内科按摩学》与《经络腧穴学》的理论体系主导于《儿科推拿学》之上。例如，手太阴肺经、五输穴（少商鱼际与太渊，经渠尺泽肺相连）等，这些理论体系根本就不是儿科推拿的体系，从事儿科推拿的医师在必要时可以借鉴部分成人《内科按摩学》与《经络腧穴学》的理论体系，其实小儿身上尚不存在手太阴肺经、手阳明大肠经、足阳明胃经穴、足太阴脾经等十四经穴，小儿有小儿的特定穴，小儿的肺经与肺穴是一体的，又称为肺经穴，定位在小儿环指指面，而不是《经络腧穴学》中的从中府、云门、天府、侠白一直到少商。如果在小儿身上还沿用十四经穴等成人腧穴，那创建《小儿推拿经》以及现在的《儿科推拿学》和儿科特定穴则无意义。

小儿与大人的关系类似于小蝌蚪与青蛙的关系，因为《上古天真论——内经》中提到女子7岁肾气盛，齿更发长，二七而天癸至，任脉通，太冲脉盛，月事以时下，故有子。言外之意是女子7岁之前肾气不盛，14岁之前，天癸未完全形成，任脉不通，太冲脉不盛；丈夫8岁肾气实，发长齿更，8岁之前，肾气较虚等。由此可以看出，小儿和成人无论是生理结构还是身心发育方面都有所出入。现在正规医疗机构14岁以内为儿科范围，在缺医少药的年代儿科医师相对匮乏，儿科理论体系还未健全，在不得已而为之时，小儿生病由大内科医师处理。随着我国医疗体系的不断完善，儿科专业理论体系已日

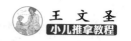

趋完善，逐渐将儿科独立化、体系化、正规化，由专业的儿科医师负责患儿的医疗保健及预防工作。既然学儿科，就要思想意志坚定，对孩子有耐心，要保持身心健康，要有包容心，要保持个人卫生，勤剪指甲，以免划伤孩子皮肤，语气要和蔼，不能吓着孩子，最主要的是要时刻提醒自己，严格按儿科的理论体系要求处理儿童疾病。

做好小儿推拿要始终明白几句口诀：小儿原本为化极，双门阴阳主天地，误当天癸至法医，衡也和也切必知。

"小儿原本为化极"。小儿生理特点：脏腑娇嫩，形气未充，生机蓬勃，发育迅速。他的生命就像一张白纸一样干干净净的，特别的素洁，你教他什么样，孩子就成什么样儿（例如，你给他经常吃冷饮，他的体质就是寒性的；你经常给他吃一些肥甘厚味、辛辣油炸的食物，他的体质就是热性的）。虽然说孩子的先天体质与母体有关，但更和后天的护养有着非常大的关系。小儿是没有自理能力的，体质的决定权都在家长的手中。

"双门阴阳主天地"。双门很重要，古人指的是左右手以及胳膊或上肢，意思是做小儿推拿时医者主要的精力、手法和穴位都是在上肢部，以小儿五经穴为主（五经穴：经穴一体。比如，示指指面称为肝经或肝经穴），不是让孩子趴在床上，对其揉腰、揉脖子、揉后背的。双门阴阳主天地，双门很重要，古人指的是左右手。（以及胳膊或者上肢）。

　　"误当天癸至法医"。天癸是《黄帝内经》中《上古天真论》里黄帝和岐伯问答曰，他们指出人的生命，包括女性的经带、胎产等，男性的生长、生育和生殖等这些都是天癸的作用。这什么意思呢？就是说7岁左右女孩子更换牙齿、发质增多，14岁左右时来月经，小女孩来了月经就发育成女人了，严格来说她就有生育能力了。其实，女孩子长到14岁来月经之后内部解剖结构就改变了。"丈夫八岁，肾气实，发长齿更。二八肾气盛，天癸至，精气溢泻，阴阳和，故能有子。"意思就是男孩子到16岁左右时精气溢泻，就有生育功能了。给小男孩儿看病时也不能按照大人的这种生理结构来考虑，严格来说他内部结构也是不一样的，一定要区分开来。既然是做小儿推拿，就一定要时刻围绕着小儿的生理结构来考虑，不能用给成人治病的那些套路方法来。

　　"衡也和也切必知"。主要说是衡或是和。衡是平衡，平衡就是指阴阳平衡。和是和谐，和谐就是五脏六腑功能及气血运行比较和谐、比较和畅。脾胃不和，就

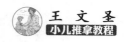

是脾和胃的功能不协调。是否阴阳平衡或脏腑气血和畅，那么通过切诊就可以确诊。切必知的意思就是通过诊脉来诊断患儿机体是否阴阳平衡，是否脏腑气血和谐和畅，是哪儿盛、哪儿衰，是气滞还是气血虚，是太过或者不及。为什么要切必知？儿科是哑科，患儿说不清楚，家长描述也是猜的，不一定能完全描述出孩子的具体症状。所以，要求儿科医师要么多望，要么多切（当然，必要的还是要进行问诊，如孩子有无大便、有无呕吐等）。

第二节　小儿推拿学科体系的构建

一、中医和中医儿科学

　　小儿推拿是传统中医学的组成部分，是中医认识小儿生理病理规律和运用手法防治儿科疾病的独特形式。它凭借特有的手法与穴位，将传统中医认识和治疗疾病的"理、法、方、药"演变成为"理、法、方、推"。历史上有名的小儿推拿学家，如明代的徐用宣、龚云林、周于蕃，清代的熊应雄、骆如龙，近代的李德修、孙重三、张汉臣、刘开运等，他们首先是中医师，其次才是小儿推拿医师。

坚实的中医理论基础和丰富的中医儿科治疗经验，成就了他们在小儿推拿领域里的辉煌。传统中医学理论基础知识是小儿推拿收集病历、辨识证候、分析病机、确立治疗方案的根本出发点。

二、推拿学理论和技能

小儿推拿隶属于推拿学。它遵循推拿学的基本规律，是手法和穴位在特定人群——小儿中的特殊运用，学习小儿推拿离不开推拿学。传统推拿的核心是手法和腧穴，手法与腧穴是建立在中医对包括小儿在内的人体共同认识基础上的。可供选择的手法和穴位越多，越有利于疾病的治疗。成人手法和穴位在小儿推拿中广泛运用，弥补了小儿推拿手法和特定穴位数量较少的缺陷，如"头项寻列缺，面口合谷收，心胸取内关，肚腹三里留"等完全适用于小儿。

1. 小儿推拿作用原理　小儿推拿不用药物。手法施于小儿，刺激相应穴位和经络，调节经气，调节阴阳，调节精、气、神；通过激活与调动小儿机体，由机体自身而不是药物去改善机体状态。从而求得脏腑组织间新的平衡和人与自然之间的和谐。

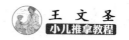

2. 小儿推拿知要

（1）小儿推拿的对象：联合国《儿童权利公约》和中国《未成年人保护法》均规定0~18岁为儿童，但传统小儿推拿主要适用于0~12岁的儿童。

（2）小儿推拿的适应证和禁忌证：小儿推拿兼有治疗和保健的双重功效，推拿手法本身轻快、柔和，理论上没有禁忌证。但由于小儿推拿直接用手在患儿一定部位操作，所以局部出血（出血倾向）、局部感染、皮肤破损和急性伤筋等一般不宜在患处直接运用。许多危急重症，虽然并非小儿推拿禁忌证，但恐延误病情，延误救治时机，也不宜单独选择，如心力衰竭、肝衰竭、肾衰竭、高热、哮喘发作期、昏厥、休克、骨折等。

（3）小儿推拿操作程序：一般遵循先左手再右手，然后再头面部、胸腹部、下肢、颈项部、腰背部的操作程序。

（4）操作时间与疗程：每次操作时间约为20分钟。慢性病每日操作1次或每周2~3次，以周或月为疗程。急性病可每日操作1~2次，12次为1个疗程。

第三节 小儿推拿流派

一、中国主要小儿推拿流派介绍

1. 湘西小儿推拿流派 （地域）：湖南湘西地区。

2. 小儿推拿三字经流派 （地域）：山东省胶东地区。

3. 张席珍小儿推拿流派 （地域）：山东青岛地区。

4. 张汉臣小儿推拿流派 （地域）：山东地区。

5. 孙重三小儿推拿流派 （地域）：山东济南地区。

6. 冯氏小儿捏脊（积）流派 （地域）：北京、华北地区。

7. 河东少儿推拿流派 （地域）：山西运城一带。

二、张席珍小儿推拿流派简介及特点

张席珍小儿推拿流派是根据盲人识记性强、手感强、触觉灵敏等特点，上手就推，边推边问，边体会手下感觉（甄别虚实寒热）边调整手法，使之适合具体小儿。构建了切诊与推拿结合，诊治全凭双手的理论框架。该流派的创始人张席珍，被誉为"燕赵"名医之后，其次子张寄岗

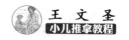

为该流派第二代掌门人，拥有着 50 多年的丰富经验，在其父治疗的基础上结合现代小儿生理、病理特点，提出调和五脏、阴阳双补、八卦为先的治疗法则。

该流派与常规小儿推拿完全不同，它将整体小儿看作一个穴位。具体穴位只是"小儿穴"里面的某一个部分或某一个流程。如上肢操作几乎包括所有小儿特定穴（只有皮罢、老龙等未推），且每个穴位操作时间短，常一带而过，穴位与穴位之间转换流畅，一气呵成。

该流派小儿推拿已写入国家卫计委十三五规划教材中。2017 年，张寄岗先生正式任命王文圣医师为张席珍小儿推拿流派京津冀负责人。

第二章 中医学基础

第一节 基本特点

一、整体观念

人体是有机的整体，是由若干脏腑器官所组成的。机体整体统一性的形成，是以五脏为中心，通过经络系统"内属于腑脏，外络于肢节"的作用，把六腑、五体（皮、肉、筋、骨、脉）、五官（目、鼻、口、耳、喉）、九窍、四肢百骸等全身组织器官联系成有机的整体，并通过精、气、血、津液的作用，来完成机体统一的功能活动，即"天人相应""形神合一""五脏一体"的整体观念。（图 2-1）。

由于各脏腑、组织和器官在生理、病理上的相互联系和相互影响，决定了在诊治疾病时可以通过五官、形体、色脉等外在的变化，来了解和判断其内脏的病变，

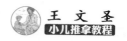

从而做出正确的诊断和治疗。

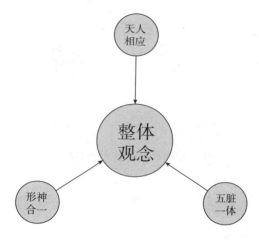

图 2-1　整体观念

二、辨证论治

辨证论治是中医诊疗疾病的基本原则和方法，是中医整体观念及其理、法、方、药在临床中的具体运用。形成于东汉的《伤寒杂病论》，其中辨治外感病以六经辨证为主，辨治内伤病则以脏腑辨证为主。

1. 辨证论治的概念　所谓辨证，就是将三诊（望、闻、问）所收集的资料、症状和体征，通过分析、综合，辨清疾病的原因、性质、部位，以及正邪之间的关系，概括、判断为某种性质的证。论治，又称施治，则是根据辨证的结果，确定相应的治疗方法。辨证是决定治疗的前提和依据，论治是治疗疾病的手段和方法。

2. 辨证论治的运用

（1）同病异治：是指对同一种疾病，由于发病的时间、地区及患者机体的反应性不同，或病变处于不同的发展阶段，所表现的证不同，因而采用不同的治法。以感冒为例，由于发病的季节及患者的体质不同，临床有风寒表证和风热表证之异，因而其治疗方法也不相同。

（2）异病同治：是指对不同的疾病，由于它们的病机相同，并出现相同的证候，均可以采用同一种方法来治疗。例如，久泻脱肛、子宫下垂等，是不同的疾病，但经辨证均属中气下陷证，故都可以用升提中气的方法治疗。

第二节　阴阳五行

阴阳五行，是阴阳学说和五行学说的全称，是古人用以认识自然和解释自然的世界观和方法论，是我国古代的唯物论和辨证法。我国古代医学家将阴阳五行学说运用于医学领域，借以阐明人体的生理功能和病理变化，并用以指导临床的诊断和治疗，成为中医学理论体系的

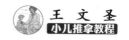

一个重要组成部分。

一、阴阳学说

1. 基本概念 阴阳的最初涵义是很朴素的，是指日光的向背，向日为阳，背日为阴，后来引申为气候的寒暖，方位的上下、左右、内外，运动状态的躁动和宁静等。古代思想家看到一切现象都有正、反两个方面，就用阴阳这个概念来解释自然界两种对立和相互消长的物质势力，进而认为宇宙间一切事物的发生、发展和变化，都是阴和阳的对立统一矛盾运动的结果。

2. 事物的阴阳属性归类 阴和阳代表着相互对立又相互关联的事物属性。一般地说，凡是剧烈运动着的、外向的、上升的、温热的、明亮的，都属于阳；相对静止着的、内守的、下降的、寒冷的、晦暗的，都属于阴。如以天地而言，则"天为阳，地为阴"，由于天气轻清故属阳，地气重浊故属阴；以水火而言，则"水为阴，火为阳"，由于水性寒而润下故属阴，火性热而炎上故属阳；以动静而言，则"静者为阴，动者为阳"，由于阴主静，故相对静止的事物属阴，阳主动，故剧烈运动着的事物属阳。阴和阳的相对属性引入医学领域，即是将对人体具有推动、温煦、兴奋等作用的物质和功能，统属于阳；对人体具有凝聚、滋润、抑制等作用的物质和功能，统属于阴。

3. 阴阳学说基本内容

（1）阴阳对立：阴阳的相互对立，主要表现在它们之间的相互斗争、相互制约。正是由于阴与阳之间的这种相互对立制约才维持阴阳之间的动态平衡，因而促进事物的发生、发展和变化。如春、夏、秋、冬四季有温、热、凉、寒的气候变化，春、夏之所以温热，是因为春、夏阳气上升抑制了秋、冬的寒凉之气；秋、冬之所以寒冷，是因为秋、冬阴气上升抑制了春、夏的温热之气的缘故。阴阳的相互制约是推动事物运动变化的动力，但又有一定的限度。如果阴阳之间的制约斗争停止或制约斗争失控，都会导致事物的发展变化停止或推移，在人体则会发生疾病。

（2）阴阳互根互用：阴阳互根，是指阴阳双方具有相互依存、互为根本的关系，即阴和阳任何一方都不能脱离另一方而单独存在，每一方都以相对的另一方的存在作为自己存在的前提和条件。阴阳互用，是指阴阳双方具有相互滋生、促进和助长的关系，如精与气、兴奋与抑制等。

（3）阴阳消长平衡：所谓"消"，即减少、衰弱；所

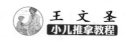
谓"长"，是增多、旺盛。所谓"消长平衡"，是指阴和阳之间的消长变化始终维持在一定的限度之内，并保持着"此消彼长""此进彼退"的动态平衡。如以人体的生理活动而言，白天阳气盛，故机体的生理功能以兴奋为主；夜晚阴气盛，故机体的生理功能以抑制为主，但总体来说是一个平衡的状态。

（4）阴阳相互转化：阴阳转化，是指阴阳对立的双方在一定条件下可以相互转化，即属阳的事物可以转化为属阴的事物，属阴的事物可以转化为属阳的事物。阴阳的相互转化，一般都发生在事物发展变化的"极期"阶段，所谓"物极必反"。《素问·阴阳应象大论》说："寒极生热，热极生寒……重阴必阳，重阳必阴。"如果说"阴阳消长"是一个量变过程的话，则阴阳转化便是在量变基础上的质变。

4. 阴阳学说在中医学中的应用　阴阳学说，贯穿在中医学理论体系的各个方面，用来说明人体的组织结构、生理功能、疾病的发生发展规律，并指导着临床诊断和治疗。

（1）说明人体的组织结构：中医学根据阴阳对立统一的观点，认为人体是一个有机整体，人体内部充满着阴阳对立统一的关系。人体一切组织结构，既是有机联系的，又可以划分为相互对立的阴阳两部分。如人体的上部为阳，下部为阴；体表属阳，体内属阴；背属阳，腹属阴。以脏腑来分，五脏为阴，六腑为阳。

（2）说明人体的生理功能：对于人体的生理功能，中医学也是用阴阳学说来加以概括说明的。认为人体的正常生命活动，是阴精与阳气两个方面保持着对立统一协调关系的结果。《素问·阴阳应象大论》说："阴平阳秘，精神乃治；阴阳离决，精气乃绝。"

（3）说明人体的病理变化：中医学认为，疾病的本身是阴阳失去相对平衡，出现偏盛或偏衰，即"阴阳失调"的结果。阳邪致病，可使阳偏盛而阴伤，因而出现实热证；阴邪致病，则使阴偏盛而阳伤，因而出现实寒证。阳气虚不能制阴，则出现阳虚阴盛的虚寒证；阴液亏虚不能制阳，则出现阴虚阳亢的虚热证。

（4）用于疾病的诊断：《素问·阴阳应象大论》曰："善诊者，察色按脉，先别阴阳。"所以在四诊中要以分别阴阳为首务，在辨证方面，虽有阴、阳、表、里、寒、热、虚、实八纲，但也要以阴阳作为总纲，才能抓住疾病的本质。

（5）用于疾病的治疗：调整阴阳，恢复其相对平衡是治疗的基本原则，阴阳偏盛的治疗原则为"损其有

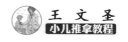

余",阴阳偏衰的治疗原则为"补其不足"。阳盛者泻热,阴盛者祛寒;阳虚者助阳,阴虚者补阴,以使阴阳复归于平衡协调的正常状态。

二、五行学说

1. 基本概念

五行,即是木、火、土、金、水5种物质的运动变化。五行学说,是古代哲学家以木、火、土、金、水5种基本物质的功能属性为代表,来归类事物的属性,并以五行之间的相生、相克的关系来阐释事物之间的相互联系。

2. 五行学说基本内容

(1)五行的特性:是古人在长期的生活和生产实践中,对木、火、土、金、水5种物质进行细致观察的基础上,逐渐归纳和抽象所形成的理论认识,用以分析各种事物的五行属性和研究事物之间的相互联系。《尚书·洪范》所说的"水润下,火炎上,木曲直,金从革,土爰稼穑"是对五行特性的经典概括。

(2)事物的五行属性归类:五行学说是以五行的特性来对自然界事物进行归类,从而把自然界千变万化的事物及人体的各种组织和功能有机地联系在一起,构成为木、火、土、金、水的五大系统。

自然界和人体的五行属性归类见表2-1。

表2-1　自然界和人体的五行属性归类表

自然界						五行	人体					
五味	五色	五化	五气	五方	五季		五脏	五腑	五官	五体	五志	五液
酸	青	生	风	东	春	木	肝	胆	目	筋	怒	泪
苦	赤	长	暑	南	夏	火	心	小肠	舌	脉	喜	汗
甘	黄	化	湿	中	长夏	土	脾	胃	口	肉	思	涎
辛	白	收	燥	西	秋	金	肺	大肠	鼻	皮毛	悲	涕
咸	黑	藏	寒	北	冬	水	肾	膀胱	耳	骨	恐	唾

（3）五行之间的相互关系

1）五行之间的正常关系：包括相生、相克与制化、胜复。

①五行相生：即五行之间相互具有滋生和促进的关系。相生的次序是木生火，火生土，土生金，金生水，水生木。《难经》中把相生关系比喻为"母子"关系。"生我"者为"母"，"我生"者为"子"。如以火为例，由于木生火，故木为火之"母"；火生土，故土为火之"子"。

②五行相克：是指这一事物对另一事物具有抑制和制约的作用。五行相克的次序是木克土，土克水，水克火，火克金，金克木。在五行相克关系中，任何一行都

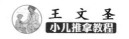

存在"克我"和"我克"的两个方面。

③五行制化：五行制化是指五行之间存在既相互促进和资助、又相互抑制和制约的对立统一关系，从而维持着事物之间协调平衡的正常状态。例如，以火为例，在正常情况下，火受到水的制约，火虽然没有直接作用于水，但是火能生土，而土有克制水的作用，从而使水对火的克制不致过分而造成火的偏衰。同时，火还受到木的资助，因此火又通过生土，以加强土对水的克制，消弱水对木的滋生，从而使木对火的促进不会过分，以保证火不会发生偏盛。

④五行胜复：五行系统结构在反常的情况下，即在局部出现较大不平衡的情况下，通过相克关系而产生的一种大循环的调节作用。可使一时性偏盛、偏衰的五行系统结构，经过调节，由不平衡而再次恢复其平衡。例如，火气太过，作为胜气则过分克金，而使金气偏衰，金不能制木，则木气偏胜而加剧克土，土气受制则减弱克水之力，于是水便自己盛起来，从而把太过的火气克伐下去，使其恢复正常。

2）五行之间的异常关系：包括相生关系的异常与相克关系的异常。

①相生关系的异常：可表现为母病及子和子病及母

两种情况。如木生火，木行的异常可影响火行，是"母病及子"；如先有火行的异常影响木行属"子病犯母"。

②相克关系的异常：可出现相乘和相侮两种情况。

3. 五行学说在中医学中的应用　五行学说对中医学理念与临床均具有指导意义。

（1）构建天人一体的五脏系统：五行学说把整个人体的各种组织结构及其功能划分为五大类，形成以五脏为中心的五大系统，并将人体脏腑与自然界相互联系，构建了"天人相应"结构系统。

（2）说明五脏的生理功能及其相互关系：将人体五脏分别归属于五行，可以用五行的特性来说明五脏的生理活动功能。如心属"火"，故心阳有温煦人体的作用。五脏归入五行，还可以运用五行的相生和相克关系，来说明五脏之间既有相互滋生的关系，又有相互制约的关系。

（3）说明脏腑病变的相互影响：五行学说还可以用五行之间的相互关系来解释疾病情况下脏腑间的互相影响。如肝病可以影响心，为母病及子；影响肾，为子病及母；肝病影响肺，为木侮金；肝病传脾，是木乘土。

（4）用于疾病的诊断：人体内脏功能活动及其相互关系的异常变化，都可以反映于面色、声音、口味、脉

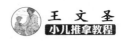
象等方面。因此，可根据五脏与五色、五味等的五行所属及其生克乘侮的变化规律，结合相关脉象变化，来推断病情。如面见青色，喜食酸味，脉象弦，可以诊断为肝病；面见赤色，口味苦，脉象洪，可以诊断为心火亢盛等。

（5）用于疾病的治疗：运用五行相生相克规律，可确定相应的治疗原则和治疗方法。根据五行相生规律确定的治疗原则是"虚则补其母，实则泻其子"，在此原则指导下的具体治疗方法是培土生金法、滋水涵木法、金水相生法等。根据五行相克规律确定的治疗原则是"抑强扶弱"，在此原则指导下的具体治疗方法是扶土抑木法、佐金平木法、泻南补北法等。

第三节　藏象学说

藏象，是指藏于体内的脏腑及其表现于外的生理、病理现象。

藏象学说，即是通过对人体生理、病理现象的观察，研究人体各个脏腑的生理功能、病理变化及其相互间关系的学说。藏象学说，在中医学理论体系中占有极其重要的地位。

藏象学说，以脏腑为基础。脏腑，是内脏的总称。按照脏腑的生理功能特点，可分为脏、腑、奇恒之腑三类：脏，即心、肺、脾、肝、肾，合称为"五脏"；腑，即胆、胃、小肠、大肠、膀胱、三焦，合称为"六腑"；奇恒之腑，即脑、髓、骨、脉、胆、女子胞（子宫）。

藏象学说，虽以一定的古代解剖学为基础，但主要是通过对人体外在的生理、病理现象的观察，来研究人体内脏的理论。

一、五脏

（一）心

心是人体生命活动的主宰，与小肠互为表里。

1. 心的主要生理功能

（1）心主血脉：是指心有推动血液在脉中运行至全身的生理功能。心主血脉，主要依赖于心气的推动作用。心气旺盛，才能推动血液在脉内正常地循环运行，周流不息，营养全身。脉道的通利与血液的充盈，是血液正常运行的必要条件。若心气旺盛，血脉充盈，脉道通利，则脉搏和缓有力，面色红润而有光泽。如心气不足，则脉弱无力；心血亏少，则面色苍白而无华；如血脉瘀滞，则唇舌青紫，心前区憋闷或刺痛，脉象结代等。

（2）心主神志：即是心主神明或称心藏神，是指人的精神、意识、思维活动等由心主管。心主神明的功能正常，则精神振奋，神志清晰，思维敏捷；如果心有病变，可影响到神志活动，出现精神、意识、思维方面的异常表现，如失眠、多梦、神志不宁，甚则谵狂、神昏，或见反应迟钝、健忘、精神萎顿等临床表现。

2. 心系统的整体联系

（1）心在志为喜：是指心的生理功能和精神情志"喜"有关。喜乐、愉悦有益于心主血脉的功能。但过喜又可使心神受伤，神志涣散。

（2）心在液为汗：汗为津液所化生，血与津液又同出一源，因此有"汗血同源"之说。而血又为心所生，故有"汗为心之液"之称。

（3）心在体合脉、其华在面：脉是指血脉。心合脉，即是指全身的血脉统属于心，由心主司。华，是光彩之义。其华在面，即是心的生理功能是否正常，可以显露于面部的色泽变化。心气旺盛，血脉充盈，则面部红润光泽。心气不足，可见面色㿠白、晦滞；心血亏虚，则见面色无华；心脉痹阻，则见面色青紫。

（4）心开窍于舌：是指心的功能正常与否，可以从舌上反映出来。如心的阳气不足，则舌质淡白胖嫩；心的阴血不足，则舌质红绛瘦瘪；心火上炎则舌红，甚至生疮。

（二）肺

肺位于胸腔，肺为气之主，肾为气之根。肺与大肠互为表里。

1. 肺的主要生理功能

（1）主气：包括主呼吸之气和一身之气。

1）肺主呼吸之气：通过肺的呼吸，吸入自然界的清气，呼出体内的浊气，实现体内、外气体的交换，从而保证人体新陈代谢的正常进行。

2）肺主一身之气：是指一身之气都由肺所主。这首先体现于宗气的生成，因为宗气依靠肺吸入的清气与脾胃运化的水谷精气相结合而化生。其次，肺有节律的呼吸运动，对全身之气的升降、出入运动起着重要的作用。

（2）主宣发和肃降：肺主宣发是指肺气具有向上升宣和向外周布散的作用；肺主肃降是指肺气具有向内、向下清肃通降的作用。

1）肺主宣发体现在 3 个方面：一是呼出体内浊气；二是将脾运化的津液和部分水谷精微上输头面诸窍，外达于全身皮毛肌腠；三是宣发卫气于体表，以防御外邪，调节腠理之开合，控制汗液的排泄。若肺的宣发功能失常，则胸闷、咳喘，皮毛憔悴枯槁，卫外功能低下，自

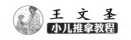

汗等。

2）肺主肃降体现在 3 个方面：一是吸入自然界之清气，并向下布散；二是促进上部水液下行，维持水液代谢平衡；三是促进肠内的糟粕和无用水液的下行排泄。如果肺的肃降功能失职，可见呼吸短促或表浅、咳痰、喘息、水肿及排便困难等。

（3）通调水道：通，即疏通；调，即调节；水道，是水液运行和排泄的道路。肺的通调水道功能，是指肺的宣发和肃降对体内水液的输布、运行和排泄起着疏通和调节的作用。若肺失宣降，通调水道功能减退，可致水液停聚而生痰、成饮，甚则出现无汗、全身水肿等症。

2. 肺系统的整体联系

（1）肺在志为忧（悲）：若过度悲哀或过度忧伤，则易于伤肺。反之在肺虚时，又易于产生悲忧的情绪变化。

（2）肺在液为涕：涕是由鼻黏膜分泌的黏液，并有润泽鼻窍的功能。若风寒犯肺，则鼻流清涕；风热犯肺，则涕黄浊；燥邪犯肺，则鼻干。

（3）肺在体合皮、其华在毛：皮毛，包括皮肤、汗腺、毫毛等组织，是一身之表。肺气虚，宣发卫气和输精于皮毛的生理功能减弱，由皮毛抵御外邪侵袭的能力低下，可出现多汗和易于感冒，或皮毛憔悴、枯槁等现象。

（4）肺在窍为鼻，喉为肺之门户：肺通过鼻窍与外界直接相通，鼻的通气和嗅觉功能均依赖于肺气的作用。喉主通气和发声功能，也依赖于肺气才能完成，故有"喉为肺之门户"的说法。所以外邪袭肺，多从鼻喉而入；肺的病变，也多见鼻、喉的病变，如鼻塞、流涕、喷嚏、喉痒、音哑和失音等。

（三）脾

脾位于中焦，在膈之下，和胃互为表里。脾胃为人体气血生化之源，"后天之本"。

1. 脾的主要生理功能

（1）主运化：运，即转运输送；化，即消化吸收。脾主运化，是指脾具有把水谷（饮食物）化为精微，并将精微物质转输至全身的生理功能。脾的运化功能，可分为运化水谷和运化水液两个方面。

1）运化水谷：是指脾气促进水谷的消化和吸收、转输其精微（谷精）的功能。水谷的消化必须经脾气的推动、激发作用，才能在胃和小肠中被消化为水谷精微。再由脾气的转输作用输送到全身。因此，若脾气虚弱，运化功能减退，则出现腹胀、便溏、食欲缺乏以及倦怠、消瘦等病变。

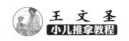

2）运化水液：是指脾气的吸收、转输水精，调节水液代谢的功能。若脾气运化水液的功能失常，导致水液停聚而产生水湿痰饮等病理产物，甚至导致水肿。

（2）主升：所谓"升"，即上升之意。脾气主升，是指脾气的功能以上升为其特点。具体包括两方面的内容：一是升清。"清"，在此是指水谷精微等营养物质。升清，即是指精微物质的上升和布散。水谷精微等营养物质经胃肠吸收后，在脾的作用下，可上输于心肺及头目，进一步以营养全身。若脾气虚损，升清功能减退，水谷精微不能上升布散，则可出现神疲乏力、头目眩晕、腹胀泄泻等病症。二是升提。所谓升提，是指脾的功能正常，可使内脏的正常定位维持相对的稳定。如果脾虚升举提摄功能减退，甚则中气下陷，则可引发内脏下垂，如胃下垂、肾下垂和子宫脱垂等，亦可发为久泄脱肛等病证。

（3）主统血：脾主统血，统，是统摄、控制的意思，即是脾有控制血液在经脉之中流行，防止逸出脉外的功能。若脾气虚弱，统血功能失职，可发为各种出血病证，如尿血、便血、崩漏等。中医临床上将这种因脾气虚损而引起的出血证称为"脾不统血"。

2. 脾系统的整体联系

（1）脾在志为思：如思虑过度，多影响脾的运化功能，出现脘腹胀闷、食欲缺乏、头目眩晕等症。

（2）脾在液为涎：涎为口津，即唾液中较清稀的部分，具有促进消化的作用。若脾胃不和或脾气虚弱，则导致涎液异常增多，可见口涎自出。

（3）脾在体合肌肉、主四肢：脾胃为气血生化之源，全身的肌肉，都需要依靠脾胃所运化的水谷精微为营养，才能使肌肉丰满健壮、四肢矫健有力。如脾胃的运化功能障碍，必致肌肉瘦削，软弱无力，甚至四肢萎弱不用。所以，临床治疗以四肢肌肉痿废不用为主要表现和痿证时，常从脾胃着手。

（4）脾在窍为口，其华在唇：脾开窍于口，是指人的食欲、口味与脾的运化功能密切相关。脾气健旺，则食欲旺盛，口味正常。若脾失健运，湿浊内生，则见食欲缺乏，口味异常，如口淡乏味、口腻、口甜等。脾之华在唇，是指口唇的色泽可以反映脾气功能的盛衰。脾气健旺，气血充足，则口唇红润光泽；脾失健运，则气血衰少，口唇淡白无泽。

（四）肝

肝位于腹部，横膈之下，右胁之内，与胆互为表里。

1. 肝的主要生理功能

（1）主疏泄：疏，即疏通；泄，即发泄、升发。肝

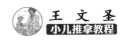
主疏泄，是指肝气的运动能使全身气的运动舒展、顺畅。肝的疏泄功能主要表现在以下 3 个方面。

1）促进血液与津液的运行输布：肝的疏泄功能，能调畅气机，使全身脏腑经络之气的运行畅达有序，从而促进血液的运行和津液的输布代谢。若肝气郁结，则导致瘀血、水湿痰饮等病理产物的产生。

2）促进脾胃的运化：脾胃的运化功能，与肝气的疏泄功能有着密切的关系。因为肝气疏泄，调畅气机，有助于脾胃之气的升降及胆汁的正常生成和排泄，从而促进脾胃的运化功能。如果肝气的疏泄功能失常，出现肝气郁结或肝气上逆，临床可出现食欲减退、口苦、黄疸、厌食油腻、腹胀、腹痛等症。

3）调畅情志：肝的疏泄功能正常，则气机调畅，气血平和，心情舒畅，情志活动正常。肝之疏泄不及，则气机郁结，表现为精神抑郁，闷闷不乐，多疑善虑，甚则沉闷欲哭；若肝之疏泄太过，则表现为精神亢奋、急躁易怒、失眠多梦等。

（2）主藏血：

1）营养人体：肝储藏充足的血液，可以供给各个脏腑组织器官的需要，特别是能滋养眼目，滋养筋脉，维持女性的生理活动。如肝血不足，则两目干涩昏花，肢体麻木，屈伸不利，月经量少，甚则经闭等。

2）制约肝阳：肝藏血，还能制约肝的阳气，防止其升腾太过。若肝阴不足，肝阳过亢，可见头目眩晕等症状。

3）调节血量：肝能根据机体活动状态，调节人体各部分的血液量。

2. 肝系统的整体联系

（1）肝在志为怒：五志中"怒"与肝的关系最为密切。一方面，大怒可以使肝气升发太过，疏泄失职，以致气机紊乱，血随气涌，而见面红目赤，甚则吐血、鼻出血、卒然昏倒、不省人事。另一方面，在肝病的情况下，常表现为情绪不稳，急躁易怒。

（2）肝在液为泪：泪有濡润眼睛、保护眼睛的功能。如肝的阴血不足时两目干涩；如果风热或湿热邪气侵入肝经，可见目眵增多、迎风流泪等症。

（3）肝在体为筋，其华在爪：筋，即筋膜，依赖于肝血的濡养。如果肝血亏虚，则筋的运动能力就会减退。爪，即爪甲，包括指甲和趾甲，依赖肝血以濡养。肝血充足，则爪甲坚韧，红润光泽；若肝的阴血不足，则爪甲萎软而薄，色枯，甚则变形、脆裂。

（4）肝开窍于目：肝的经脉上联于目系，目的视力，

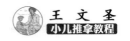
有赖于肝血之营养。如肝之阴血不足，则两目干涩，视物不清或夜盲；肝经风热，则可见目赤痒痛。

（五）肾

肾位于腰部，脊柱两旁，左、右各一，为"先天之本"，与膀胱互为表里。

1. 肾的主要生理功能

（1）藏精，主生长、发育与生殖：精有精华之意，是人体最宝贵的物质之一。肾对精具有封藏、储存作用。

1）肾所藏的精包括"先天之精"和"后天之精"。"先天之精"禀受于父母，又称生殖之精，是构成胚胎发育的原始物质，并具有生殖、繁衍后代的基本功能。"后天之精"，是指出生之后，通过脾胃运化功能而生成的精微物质，具有维持人体生命活动的作用。"先天之精"与"后天之精"的关系是："先天生后天，后天养先天"。

2）肾主生长发育和生殖：人体的生、长、壮、老、已的生命过程，与肾中精气的盛衰密切相关。如果肾精充盛，小儿生长发育旺盛，成人生殖功能强盛，衰老延缓；肾的精气不足，则小儿可见生长、发育迟缓，智力低下，"五迟""五软"；在成年人则可出现早衰，记忆力减退，生殖功能减退，如精少、不孕等症。

（2）主水：肾主水，是指肾气具有主司和调节全身水液代谢的功能。人体的水液代谢是多个脏腑参加的复杂的生理过程，其中，肾阳的作用最为重要。主要表现在：一是肾阳能够温煦和促进肺、脾、三焦、膀胱等其他脏腑的功能活动，间接地调节水液代谢；二是通过肾阳的蒸腾气化，升清降浊，影响尿液的生成与排泄，直接调节水液代谢，从而使体内水液代谢维持着相对的平衡。如果肾中阳气的蒸腾气化失常，引起津液代谢障碍，既可发生尿少、小便不利、水肿等病症，又可引起小便清长或多尿失禁等病症。

（3）主纳气：纳，即固摄、受纳的意思。肾主纳气，是指肾有摄纳肺所吸入的清气，保持呼吸深度的作用。人体的呼吸功能，虽为肺所主，但必须依赖于肾的纳气作用。若肾气衰减，摄纳无力，肺吸入之清气不能下纳于肾，则出现呼吸表浅、呼多吸少、动则气喘等表现，称为"肾不纳气"。

2. 肾系统的整体联系

（1）肾在志为恐：当人受到恐惧刺激时，上焦的气机闭塞不畅而迫于下焦，可影响肾的功能，所以可见遗尿，甚至大小便失禁等。

（2）肾在液为唾：唾为唾液中较稠厚的部分。唾为

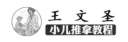

肾精所化，咽而不吐，有滋养肾中精气的作用。若多唾或久唾，则易耗损肾中精气。所以，古代导引家以舌抵上腭，待津唾满口后，咽之以养肾精。

（3）肾在体为骨、主骨生髓，其华在发：肾藏精，精生髓，髓养骨。肾精充盛，则骨骼坚劲有力，可耐久立而强劳作。如果肾精不足，可见小儿囟门迟闭，骨软无力，老年人则骨质脆弱，易于骨折。齿与骨同出一源，亦由肾精充养，故牙齿松动、脱落及小儿齿迟等，多与肾精不足有关。发的生长，赖血以养，但发的生机根源于肾。因为肾藏精，精化血，血能养发，所以说"肾其华在发"。临床所见的未老先衰，年少而发枯萎，早脱早白等，多从肾诊治。

（4）肾在窍为耳及二阴：耳的听觉功能灵敏与否，与肾中精气的盛衰密切相关。若肾中精气虚衰，则髓海失养，出现听力减退或见耳鸣，甚则耳聋。

二阴，即前阴（外生殖器）和后阴（肛门）。前阴的排尿及生殖功能与肾的关系已如前述。粪便的排泄，亦与肾有关。如肾阳虚不能温脾阳，导致脾运化功能失常，可见五更泄泻；肾阴虚，大肠失润，可见大便秘结不通。所以说"肾开窍于二阴"。

二、六腑

（一）胆

胆为囊性器官，与肝直接相连，胆内藏胆汁，味极苦，色黄绿，为清净之液。故又称胆汁为精汁。因其内藏精汁，与胃、肠等有别，故又属"奇恒之腑"。

储藏和排泄胆汁　胆的主要生理功能是储藏和排泄胆汁。胆汁由肝之精气所化生，汇集并储藏于胆，进食后排入肠腔，以助饮食物消化。胆汁的化生和排泄，由肝的疏泄功能控制和调节。若肝的疏泄功能正常，则胆汁排泄畅达，脾胃运化功能也健旺。反之，肝失疏泄，导致胆汁排泄不利，影响脾胃的运化功能，而出现胁下胀满疼痛、食欲减退、腹胀、便溏等症；若胆汁上逆，则可见口苦、呕吐黄绿苦水；胆汁外溢，则可出现黄疸。

（二）胃

胃，又称胃脘，分上、中、下三部。胃的上部称上脘，包括贲门；胃的中部称中脘，即胃体的部位；胃的下部称下脘。

1. **受纳腐熟水谷**　是指胃具有接受和容纳饮食物并进行初步消化的作用。饮食入口，经过食管，容纳于胃，

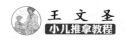

故称胃为"太仓""水谷之海"。

2. **主通降，以降为和** 饮食物入胃，经胃的腐熟后，在胃气的推动下下行于小肠，进一步消化、吸收，所以说胃主通降，以降为和。若胃气不降反而上逆，则出现恶心、呕吐、嗳气等症。

（三）小肠

小肠，其上口在幽门处与胃相接，其下口在阑门处与大肠相连。

1. **主受盛和化物** 小肠的主要生理功能是受盛和化物。即接受、容纳经胃初步消化的饮食物，并进行细致的消化和吸收。

2. **泌别清浊** 泌，即分泌；别，即分别。小肠的泌别清浊功能，主要体现于两个方面：一是将经过小肠消化后的饮食，分为水谷精微和食物残渣两个部分，并将水谷精微吸收；二是把食物残渣分成糟粕和无用的水液，糟粕下输大肠，而无用的水液则渗入膀胱生成尿液排出体外。

（四）大肠

大肠上口在阑门处紧接小肠，其下端为肛门。

传化糟粕 大肠的主要生理功能是传化糟粕。大肠接受经过小肠下传的食物残渣，吸收其中多余的水液后，形成粪便，经肛门而排出体外。

（五）膀胱

膀胱位于小腹中央，和肾直接相通。

储尿和排尿　膀胱的主要生理功能是储尿和排尿。膀胱的储尿和排尿功能，全赖于肾的气化功能。若肾气不足，膀胱失约，则可见尿频、遗尿或尿失禁；肾阳虚可致尿少、水肿；如湿热侵入膀胱，主要表现为尿频、尿急、尿痛。

（六）三焦

三焦是上焦、中焦、下焦的合称，为六腑之一。

1. **通行元气**　元气，是人体最根本的气。元气通过三焦而布达于周身，以激发、推动各个脏腑组织器官的功能活动。

2. **运行水液**　三焦是人体水液升降、出入的通路。

第四节　气血津液

气、血、津液，是构成人体的基本物质，它们是脏

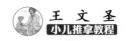

腑功能活动的产物，同时又为脏腑等组织器官提供生理活动所需的能量。

一、气

（一）气的基本概念

气，是构成人体和维持人的生命活动的最基本物质。人的生命活动，需要从"天地之气"中摄取营养成分，以养五脏之气，从而维持机体的生理活动。所以，气是维持人体生命活动的最基本物质。

由于气具有活力很强的不断运动着的特性，对人体生命活动有推动和温煦等作用，因而中医学中以气的运动变化来阐释人体的生命活动。

（二）气的生成

人体的气，来源于父母的先天之精气、饮食物中的营养物质（即水谷之精气，简称"谷气"）和存在于自然界的清气，肾、脾、胃、肺等生理功能正常并保持平衡，人体的气才能充沛；反之，均能影响气的生成，从而形成气虚等病理变化。

（三）气的生理功能

气，对人体具有十分重要的多种生理功能，概括起来主要有 5 个方面。

1. 推动作用　气是活力很强的精微物质，它对于人体的生长发育，各脏腑、经络等组织器官的生理活动，血的生成和运行，津液的生成、输布和排泄等，均起着推动作用和激发其运动的作用。

2. 温煦作用　人体的体温，是依靠气的温煦作用来维持恒定；各脏腑、经络等组织器官，也要在气的温煦作用下进行正常的生理活动；血和津液等液态物质，也要依靠气的温煦作用，进行着正常的循环运行，故说"血得温而行，得寒而凝"。如果体内气虚，温煦作用减退，便会引起畏寒怯冷、四肢不温或血行滞缓、津液凝聚等病变。

3. 防御作用　气的防御作用，是指气具有护卫肌体、抗御邪气的作用。人体之气旺盛，腑脏经络功能正常，防御和战胜邪气的力量就强，则不易受邪而患病；一旦外邪侵入机体，气能够驱邪外出，使人体恢复健康。

4. 固摄作用　气的固摄作用，主要是指气对血、津液等液态物质具有控制的作用。具体表现在：固摄血液，可使血液循脉而行，防止其逸出脉外；固摄汗液、尿液、唾液、胃液、肠液和精液等，可防止其无故外泄和流失。

5. 气化作用　气化，是指通过气的运动而产生的各

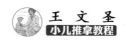

种变化。具体地说，是指精、气、血、津液各自的新陈代谢及其相互转化。

二、血

（一）血的基本概念

血，是红色的液态样物质，是构成人体和维持人体生命活动的基本物质之一，具有重要的营养和滋润作用。

（二）血的生成

血，主要由营气和津液所组成。营气和津液，都来自人体所摄入的饮食物经脾和胃的消化、吸收而生成的水谷精微，所以说脾和胃是气血生化之源。

脾胃运化功能的强弱，直接决定血液的化生。如果饮食营养长期摄入不足或脾胃运化功能失调，均可导致血虚的病理变化。此外，精和血之间还存在着相互资生和转化的关系。精藏于肾，血藏于肝。肾中精气充盈，则肝有所养，血有所充，因此，肾中所藏之精也是生血的物质基础。

（三）血液的循行

血液循行于脉管之中，运行不息，以提供给机体各脏腑组织器官营养的需要。血液的正常循行，依靠气的推动作用。心主血脉，心气的推动，是血液循行的基本动力；"肺朝百脉"，主一身之气，能助心推动血液的循行；肝主疏泄，气行则血行。血液的循行，还有赖于脾气的统摄和肝主藏血功能的调节。如果心、肺、肝、脾任何一脏的功能失调，都有可能引起血行失常的病变。

（四）血的功能

血，具有营养和滋润全身的生理功能。如果血的生成不足或持久的过度耗损，或血的营养和滋润作用减弱，均可引起全身或局部血虚的病理变化，出现头昏眼花、面色不华或萎黄、毛发干枯、肌肤干燥、肢体或肢端麻木等临床表现。血又是机体精神活动的主要物质基础。人的精神充沛、神志清晰、感觉灵敏、活动自如，均有赖于血气的充盛，血脉的调和与流利。所以，血虚、血热或运行失常，均可以出现多梦、失眠、烦躁、惊悸不安、昏迷等神志失常的多种临床表现。

三、津液

（一）津液的基本概念

津液，是机体一切正常水液的总称，包括各脏腑组织器官的内在体液及其正常的分泌物，如胃液、肠液和

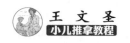
涕、泪等。津液，也是构成人体和维持人体生命活动的基本物质之一。

津和液在性状、功能及其分布部位等方面有一定的区别。一般来说，津的质地较清稀，流动性较大，多布散于体表皮肤、肌肉和孔窍，并能渗注于血脉，起滋润作用；液的质地较稠厚，流动性较小，多灌注于骨节、脏腑、脑、髓等组织，起濡养作用。津和液常同时并称，但当临床津液受损时，程度较轻的，称为"伤津"，程度较重者，称为"脱液"。

（二）津液的生成、输布和排泄

津液的生成、输布和排泄，是一个复杂的生理过程，涉及多个脏腑的一系列生理功能。

津液来源于饮食水谷。津液的生成，与胃、小肠、大肠和脾的功能密切相关。

津液的输布和排泄，主要是通过脾的转输、肺的宣降和肾的蒸腾气化，以三焦为通道输布于全身而环流不息。"脾气散精"，一方面将津液输布到全身以滋润和灌溉各组织器官；另一方面，将津液上输于肺，然后由肺再宣发到全身。肺对津液的输布和排泄作用，称作"通调水道"。通过肺的宣发作用，将津液输布于全身体表，以发挥营养和滋润作用，代谢后形成汗液而排出体外；

通过肺的肃降作用，将津液下输于肾。肾在津液的输布和排泄中起主宰作用。肾中阳气的蒸腾气化、升清降浊直接影响尿液的生成并控制膀胱的开合，从而对全身水液代谢起着疏导和调节作用。

（三）津液的功能

津液有滋润和濡养人体的生理功能，如滋润皮毛肌肤、润泽孔窍作用，渗入血脉的津液具有充养和滑利血脉的作用。

四、气、血、津液之间的相互关系

气、血、津液均是构成人体和维持人体生命活动的基本物质。三者之间存在着极为密切的相互关系。

（一）气和血的关系

气的功能以推动、温煦为主，属阳；血的功能以营养、滋养为主，属阴。其相互关系可以用"气为血之帅，血为气之母"加以概括，主要体现在以下4个方面。

1. **气能生血**　是指血液生成的全部过程，都是气的运动变化的结果。营气和津液，是血的主要组成部分，它们来自脾胃所运化的水谷精气。因此说，气旺则血旺，气虚则血虚。故临床治疗血虚病证时，常配以益气药物

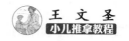

以提高疗效。

2. **气能行血**　血属阴而主静。血不能自行，有赖于气的推动；气行则血行，气滞则血瘀。血液的循行，有赖于心气的推动、肺气的辅助、肝气的调畅。因此，气虚或气滞均可致血行不利或成瘀血。临床治疗血行失常的病证时，常配合理气、补气或降气药物，以获得较好的效果。

3. **气能摄血**　摄血，是气固摄功能的具体体现。血在脉中循行而不逸出脉外主要依赖于气对血的固摄作用，如果气虚而固摄血液作用减弱，导致可能出血的病证，即是"气不摄血"。治疗时，必须用补气摄血的方法，才能达到止血的目的。

4. **血能载气**　血为气之母，是指血是气的载体，并给气以充分的营养。血虚者，气亦易衰；大出血者，可致气随血脱。

（二）气和津液的关系

气属阳，津液属阴。气和津液的关系，与气和血的关系相似。亦可概括为气能生津、气能行（化）津、气能摄津、津能载气。

（三）血和津液的关系

血和津液，都是液态样的物质，均有滋润和濡养的作用，故二者之间亦存在着极其密切的关系。

血和津液的生成都来源于水谷精气，由水谷精气所化生，故有"津血同源"之说。津液渗注于脉中，即成为血液的组成部分，二者在一定的条件下，可相互转化。在病理情况下，血和津液之间更多相互影响。如失血过多，可导致津液的损伤，出现口渴、尿少、皮肤干燥等病理改变；反之，严重的伤津脱液，也会影响血液，导致血脉空虚、津枯血燥等病变。因此，对于失血患者，临床上不宜采用发汗等疗法；对于津液耗伤的患者，亦不宜采用放血疗法。

第五节　病　因

病因学说，是研究各种致病因素的性质及其致病特点的学说，是中医学理论体系的重要组成部分。

凡能导致疾病发生的原因，即是病因，又称致病因素。致病因素多种多样。现代中医学将病因分为外感病因、内伤病因和不内外因三大类。

外感病因，是指来源于自然界，多从肌表、口鼻侵入机体，引起外感疾病的致病因素。外感病因主要包括六淫和疠气两类。本书着重对六淫进行讲解。

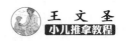

内伤病因，简称内伤，泛指因人的情志或行为不循常度，超过人体自身调节范围，直接伤及脏腑而发病的因素。内伤病因是与外感病因相对而言的，它主要包括七情。

其他过劳、过逸、饮食失宜等统称为不内外因。

本书着重对外感病因的六淫、内伤病因的七情和不内外因的饮食进行讲解。

一、外感——六淫

（一）六淫的概念

六淫，即风、寒、暑、湿、燥、火（热）6 种外感病邪的统称。在正常情况下，风、寒、暑、湿、燥、火称为六气，是自然界 6 种不同的气候变化，是万物生长和人类赖以生存的必要条件。人类长期生活在六气交互更替的环境中，对其产生一定的适应能力，一般不会致病。但在气候变化异常，超过人体的适应能力或人体正气不足、抵抗力下降，不能适应气候变化而发病时，六气则成为病因。这种使人致病的六气，便称为"六淫"。淫，有太过和浸淫之意。由于六淫是致病邪气，所以又称其为"六邪"。

（二）六淫致病的共同特点

（1）外感性六淫致病，其致病途径多从肌表、口鼻侵入。由于六淫病邪均自外界侵犯人体，故又被称为外感致病因素，其所致的疾病称为"外感病"。

（2）季节性六淫致病常有明显的季节性。如春季多风病，夏季多暑病，长夏多湿病，秋季多燥病，冬季多寒病等。

（3）地域性和环境性六淫致病与生活、工作的区域环境密切相关。如西北多燥病、东北多寒病、江南多湿热病；久居潮湿环境多湿病；长期高温环境作业者，多燥热或火邪为病等。

（4）单一性和相兼性六淫邪气既可单独侵袭人体而致病，如寒邪侵犯肌表的表实证；也有两种以上同时侵犯人体而致病，如风热感冒、暑湿感冒、湿热泄泻、风寒湿痹等。

（5）转化性六淫致病后，在一定条件下，其证候的病理性质可发生转化。例如，外感风寒之邪，一般表现为风寒表证，但在疾病的发展过程中也可以从初起的风寒表证转变为里热证。必须明确，这里所讲的转化并不是说六淫中的一种邪气变成了另一种邪气，而是指六淫之邪所致病证的病理性质发生转化。

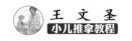

六淫致病从现代科学角度来看，除气候因素外，还包括微生物（细菌、病毒等）、物理、化学等多种致病因素作用于机体所引起的病理反应。

（三）六淫各自的性质及其致病特点

1. **风邪**　风为春季的主气，但四季皆有。风气淫盛，伤人致病，则为风邪。故风邪引起疾病虽以春季为多，但不限于春季，其他季节也可发生。风邪多从皮毛肌腠侵犯人体从而产生外风病证。

风邪的性质和致病特点如下。

（1）风为阳邪，轻扬开泄，易袭阳位。风性善动不居，具有轻扬、升发、向上、向外的特性，故属于阳邪。风性开泄，是指其易使腠理宣泄开张而有汗出。易袭阳位，指风邪侵袭常伤及人体的上部（头、面部）、阳经和肌表。故风邪侵袭，常出现头痛、汗出、恶风等症。

（2）风性善行而数变，指风性善动不居，游移不定，故其致病具有病位游移、行无定处的特征。如痹症中的"风痹"，关节游走性疼痛，痛无定处，故又称为"行痹"。数变，指风邪致病具有发病急、变化多、传变快的特点。如荨麻疹的皮疹就表现为皮肤瘙痒时，疹块发无定处，时隐时现等特征，故又名"风疹块"；又如风中于头面，可突发口眼歪斜等。

（3）风性主动。"主动"，指风邪致病具有动摇不定的特征。常表现为眩晕、震颤、抽搐、颈项强直、角弓反张、两目上视等。

（4）风为百病之长。风邪是外感病因的先导，寒、湿、暑、燥、热诸邪常依附于风邪而侵犯人体，从而形成外感风寒、风湿、风热、风燥等证。临床上风邪袭人致病最多，又易与其他六淫诸邪相合而为病，故称风邪为"百病之长""六淫之首"。

2. 寒邪　寒为冬季之主气。若寒冷太过，伤人致病则为寒邪。寒邪常见于冬季，也可见于其他季节。在气温较低的冬季，或气温骤降、涉水淋雨、汗出当风、贪凉露宿、过食寒凉之物，均可成为感受寒邪的重要原因。寒邪侵入所致病证，称为外寒病证。寒客肌表，郁遏卫阳者，称为"伤寒"；寒邪直中于里，伤及脏腑阳气者，称为"中寒"。

寒邪的性质和致病特点如下。

（1）寒为阴邪，易伤阳气，寒为阴气盛的表现，故称为阴邪。寒邪侵入后，机体的阳气奋起抵抗。阳气本可制阴祛寒，但若寒邪过盛，则阳气不仅不足以驱除寒邪，反为寒邪所侵害。所以，感受寒邪，最易损伤人体阳气，出现阴寒偏盛的实寒证或阳气衰退的虚寒证。如

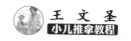

外寒侵袭肌表，卫阳被遏，可见恶寒、发热、无汗、鼻塞、流清涕等症；寒邪直中脾胃，脾阳受损，可见脘腹冷痛、呕吐、腹泻等症。

（2）寒性凝滞，即指寒邪侵入，易使气血津液凝结、经脉阻滞不畅。人身气血津液之所以畅行不息，全赖一身阳气的温煦推动。一旦阴寒之邪侵犯，阳气受损，失其温煦，易使经脉气血运行不畅，甚或凝结阻滞不通，不通则痛。故疼痛是寒邪致病的重要临床表现。因寒而痛，一则有明显的受寒原因；二是其痛得温则减，遇寒增剧。由于寒邪侵犯部位不同，因而可出现多种疼痛症状。如寒客肌表经络，气血凝滞不通，则头身肢体关节疼痛；痹证中若以关节冷痛为主者，称为"寒痹"或"痛痹"；寒邪直中胃肠，则脘腹剧痛；寒客肝脉，可见少腹或阴部冷痛等；若寒遏阳气，温煦蒸化失司，则津液凝结而为痰饮。

（3）寒性收引，即指寒邪侵袭人体，可使气机收敛，腠理、经络、筋脉收缩而挛急。如寒邪侵及肌表，毛窍腠理闭塞，卫阳被郁不得宣泄，可见恶寒、发热、无汗等；寒客血脉，则气血凝滞，血脉挛缩，可见头身疼痛，脉紧；寒客经络关节，则经脉收缩拘急，甚则挛急作痛，屈伸不利，或冷厥不仁等。

3. 湿邪　湿为长夏的主气。长夏即夏至至处暑 5 个节气，为一年中湿气最盛的季节。若湿气淫胜，伤人致病，则为湿邪。湿邪为病，长夏居多，但四季均可发生。湿邪侵入所致的病证，称为外湿病证，多由气候潮湿、涉水淋雨、居处潮湿、水中作业等感受湿邪所致。

湿邪的性质和致病特点如下。

（1）湿为阴邪，易损伤阳气，阻遏气机。湿与水同类，故属阴邪。阴邪侵入，机体阳气与之抗争，故湿邪侵入，易伤阳气。脾主运化水液，性喜燥而恶湿，故外感湿邪，常易困脾，致脾阳不振，运化无权，从而使水湿内生、停聚，出现泄泻、水肿、尿少等症。因湿为有形之邪，故侵入人体，留滞脏腑经络，最易阻遏气机，使气机升降失常，经络阻滞不畅。如湿阻胸膈，气机不畅则胸闷；湿困脾胃，气机升降失常，纳运失司，则脘痞腹胀，食欲减退；湿停下焦，肾与膀胱气机不利，则小腹胀满、小便不畅。

（2）湿性重浊。"重"，指湿邪致病，出现以沉重感为特征的临床表现，如头身困重、四肢酸楚沉重等。若湿邪外袭肌表，困遏清阳，则周身困重、四肢倦怠、头重如裹；湿邪阻滞经络关节，关节疼痛重着等，称为"湿痹"或"着痹"。"浊"，指湿邪为患，易出现分泌物

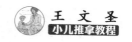

和排泄物秽浊不清的现象。如湿浊在上则面垢、眵多；湿滞大肠，则大便溏泄、下痢脓血；湿浊下注，则小便浑浊、妇女白带过多；湿邪浸淫肌肤，则可见湿疹浸淫流水等。

（3）湿性黏滞。"黏"，即黏腻；"滞"，即停滞。湿邪致病，其黏腻停滞的特性主要表现在两个方面：一是症状的黏滞性。湿病症状多表现为黏滞而不爽，如排泄物和分泌物多滞涩不畅，痢疾的大便排泄不爽，淋证的小便滞涩不畅，以及口黏、舌苔厚滑黏腻等，皆为湿邪为病的常见症状。二是病程的缠绵性。因湿易阻气机，气不行则湿不化，故起病隐缓，病程较长，反复发作，缠绵难愈。如湿温、湿疹、湿痹等，皆因其湿而不易速愈或反复发作。

（4）湿性趋下，易袭阴位。湿邪类水，有趋下之势，故湿邪为病，多易伤及人体下部。如水湿所致的水肿多以下肢较为多见；另外，带下、小便浑浊、泄泻、下痢等，也多由湿邪下注所致。

4. **暑邪**　暑为夏季的主气。暑为火热之气所化。暑气太过，伤人致病，则为暑邪。暑邪致病，有明显的季节性，主要发生于夏至以后，立秋之前。炎夏季节，烈日之下，长时间露天作业，易感暑邪为病。暑邪致病，有"伤暑"和"中暑"之别。起病缓，病情轻者为伤暑；发病急，病情重者，为中暑。

暑邪的性质和致病特点如下。

（1）暑为阳邪，其性炎热。暑为盛夏火热之气所化，故暑邪为阳邪，暑邪伤人多表现为一系列阳热症状，如高热、心烦、面赤、脉洪大等。

（2）暑性升散，扰神伤津耗气。"升"，指暑邪侵犯人体，易上扰心神，或侵犯头目，出现心胸烦闷不宁、头昏、目眩、面赤等。"散"，指暑邪侵犯人体，可致腠理开泄而多汗。汗出过多，不仅伤津，而且耗气，故临床除见口渴喜饮、尿赤短少等津伤之症外，往往可见气短、乏力，甚则气津耗伤太过，清窍失养而突然昏倒、不省人事等表现。

（3）暑多挟湿。暑季气候炎热，且常多雨而潮湿，热蒸湿动，故暑邪致病，多挟湿邪为患。其临床表现除发热、烦渴等暑热症状外，常兼见身热不扬、四肢困倦、胸闷呕恶、大便溏泄不爽等湿滞症状。

5. 燥邪　燥为秋季的主气。燥气太过，伤人致病，则为燥邪。燥邪伤人，多自口鼻而入，首犯肺卫，发为外燥病证。初秋尚有夏末之余热，燥与热合，侵犯人体，为温燥；深秋近冬，寒气与燥相合，侵犯人体，则为

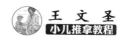

凉燥。

燥邪的性质和致病特点如下。

（1）燥性干涩，易伤津液。燥邪侵犯人体，最易损伤津液，出现各种干燥、涩滞的症状，如口鼻干燥、咽干口渴、皮肤干涩，甚则皲裂、毛发不荣、小便短少、大便干结等。

（2）燥易伤肺，肺为娇脏，喜润恶燥。肺主气司呼吸，直接与自然界大气相通，且外合皮毛，开窍于鼻，燥邪多从口鼻而入，故最易损伤肺津，从而影响肺气之宣降，甚或燥伤肺络，出现干咳少痰，或痰黏难咳，或痰中带血，甚则喘息胸痛等。由于肺与大肠相表里，肺津耗伤，大肠失润，传导失司，可现大便干涩不畅等症。

6. 火（热）邪　火热旺于夏季，但并不像暑那样具有明显的季节性，也不受季节气候的限制，故火热之气太过，伤人致病，变为火热之邪，一年四季均可发生。火热之邪侵入所致的病证，称为外感火热病证或外火证。

火与热异名同类，本质皆为阳盛，都是外感六淫邪气，致病也基本相同。火邪与热邪的主要区别是：热邪致病，临床多表现为全身性、弥漫性发热征象；火邪致病，临床多表现为某些局部症状，如肌肤局部红、肿、热、痛，或口舌生疮，或目赤肿痛等。

火热之邪的性质和致病特点如下。

（1）火热为阳邪，其性趋上。火热之性燔灼、升腾，故为阳邪。阳邪侵入，多引起实热证，临床多见高热、恶热、烦渴、汗出、脉洪数等症。火性趋上，指火热之邪易侵害人体上部，故火热病证，多发生在人体上部，尤以头面部多见，如目赤肿痛、咽喉肿痛、口舌生疮糜烂、牙龈肿痛、耳内肿痛或流脓等。

（2）火热易扰心神。火热为病，易扰心神，轻者心神不宁而心烦、失眠；重者可见狂躁不安，或神昏、谵语等症。

（3）火热易伤津耗气。火热之邪侵入，热淫于内，一方面迫津外泄，致气随津泄而致津亏气耗；另一方面则直接消灼煎熬津液，耗伤人体的阴气，即所谓热盛伤阴。故火热之邪致病，临床表现除热象显著外，往往伴有口渴喜冷饮、咽干舌燥、小便短赤、大便秘结等津伤阴亏的征象。阳热太盛，大量伤津耗气，临床可兼见体倦乏力、少气懒言等气虚症状，重则可致全身津气脱失的脱证。

（4）火热易生风动血。"生风"，是指火热之邪侵犯人体，燔灼肝经，耗损津液，筋脉失养失润，易引起肝风内动的病证。由于此肝风为热甚引起，故又称"热极

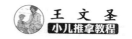

生风"。临床表现为高热神昏、四肢抽搐、两目上视、角弓反张等。"动血",指火热入于血脉,轻则加速血行,甚则可灼伤脉络,迫血妄行,引起各种出血证。

(5)火邪易致疮痈,可聚于局部,腐蚀血肉,发为痈肿疮疡。其临床表现以疮疡局部红、肿、热、痛为特点。

二、内伤——七情

(一)七情的基本概念

七情,是指喜、怒、忧、思、悲、恐、惊7种正常的情志活动,是人体对外界客观事物或现象所做出的不同情志反应,属人人皆有的情绪体验,一般不会使人发病。只有突然、强烈或持久的情志刺激,超越了人体的生理和心理适应能力,导致脏腑气血功能紊乱,才可引起或诱发疾病发生;或是人体脏腑阴阳气血虚,对情志刺激的适应调节能力降低,因而导致或诱发疾病。此时七情便成为致病因素,称为"七情内伤"。

(二)七情与脏腑精气的关系

人体情志活动是以五脏精气为物质基础的。情志活动与五脏精气的关系最为密切,五脏精气可产生相应的情志活动。肝在志为怒，心在志为喜，脾在志为思，肺在志为忧，肾在志为恐。

　　情志太过，可内伤五脏精气。一般而言，大怒伤肝，大喜大惊伤心，过度思虑伤脾，过度忧悲伤肺，过度恐惧伤肾。外界刺触强烈或情志刺激持续不解，可导致五脏精气、阴阳气血功能失调。另一方面，五脏精气、阴阳气血功能失调，也可产生情志的异常。如肝气虚则恐，实则怒；心气虚则悲，实则笑不休等。

　　情志与心、肝两脏关系最为密切。七情为病，首先伤及心神，随之影响其他脏腑；另外，情志调节有赖于肝气的疏泄条达。若肝失疏泄，则易出现情志异常，如肝气郁结可致抑郁、气郁化火可见狂妄等。

（三）七情内伤的致病特点

　　1. 伤及内脏　七情内伤是情志异常，主要伤及五脏。其致病机制主要在于影响脏腑气机，导致脏腑气机紊乱，脏腑功能失调，从而产生各种病证。

　　七情内伤影响脏腑气机的主要特点如下。

　　（1）怒则气上：指过怒导致肝气疏泄太过，气机上逆，甚则血随气逆，并走于上的病机变化。临床主要表现为头胀头痛，面红目赤，烦躁易怒，呕血，甚则昏厥、

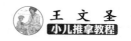

猝倒等症状。

（2）喜则气缓：指过度喜乐伤心，导致心气涣散不收，或神不守舍的病机变化。临床可见精神不能集中，甚则神志失常、狂乱等表现。

（3）悲则气消：指过度悲忧伤肺，导致肺气耗伤的病机变化。临床常见意志消沉、精神不振、气短胸闷、乏力懒言等症。

（4）恐则气下：指过度恐惧伤肾，致使肾气失固、气陷于下的病机变化。临床可见大小便失禁，甚则遗精滑泄等症。

（5）惊则气乱：指突然受惊伤心，导致心神不定、气机逆乱的病机变化。临床可见惊悸不安、慌乱失措，甚则神志错乱等。

（6）思则气结：指过度思虑伤脾，导致气机结滞、运化失职的病机变化。临床可见不思饮食、腹胀纳呆、便溏等症状。

2. 情志病　小儿情志病主要以怒、惊、恐为主。情志病，系指发病与情志刺激有关，具有情志异常表现的病证。情志病包括：①因情志刺激而发的病证，如郁证、癫、狂等；②因情志刺激而诱发的病证，如胸痹、心痛、眩晕（高血压病）等身心疾病；③其他原因所致，但具有情志异常表现的病证，如消渴、恶性肿瘤、慢性肝胆疾病等，大都有异常的情志表现，并且其病情也随其情绪变化而有相应的变化。

3. 七情变化影响病情　七情变化对病情具有两个方面的影响：一是有利于疾病康复。情绪积极乐观，七情反应适当，有利于病情的好转乃至痊愈；二是加重病情。情绪消沉、悲观失望或七情异常波动，可使病情加重或恶化。

三、不内外因——饮食失宜

饮食是人类赖以生存和维持健康的基本条件，是人体后天生命活动所需精微物质的重要来源。但饮食要有一定的节制。如果饮食失宜，可成为病因而影响人体的生理功能，导致疾病发生。饮食失宜，包括饮食不节、饮食不洁、饮食偏嗜三个方面。

由于饮食主要依赖脾胃的纳运作用进行消化、吸收，故饮食失宜，主要是损伤脾胃，因而称"饮食内伤"，是内伤病的主要致病因素之一。

（一）饮食不节

1. 过饥　指摄食不足。长期摄食不足，营养缺乏，气血生化减少，一方面因气血亏虚而致脏腑组织失养，

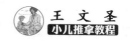

功能活动衰退，而致全身虚弱；另一方面，又因正气不足，抗病力弱，易招致外邪入侵，继发其他疾病。

2. **过饱** 指饮食超量，或暴饮暴食，或中气虚弱而强食，超过脾胃的收纳运化能力而致病。轻者表现为饮食积滞不化，可见脘腹胀满疼痛，嗳腐吞酸，呕吐、泄泻、厌食、纳呆等。甚者，可因脾胃久伤或营养过剩，而发展为消渴、肥胖、心脉痹阻等病证。食滞日久，还可聚湿、化热、生痰而引起其他病变发生。小儿喂养过量，易致消化不良，久则可致"疳积"，出现面黄肌瘦、脘腹胀满、手足心热、心烦易哭等症。

（二）饮食不洁

饮食不洁，是指进食不洁净或进食陈腐变质或有毒的食物而导致疾病的发生。所致病变以胃肠病为主。如进食腐败变质食物，则胃肠功能紊乱，出现脘腹疼痛、恶心呕吐、肠鸣腹泻或痢疾等。若进食被寄生虫污染的食物，则可导致各种寄生虫病，如蛔虫病、蛲虫病等。若进食被疫毒污染的食物，可发生某些传染性疾病。如果进食有毒的食物，则会发生食物中毒，轻则脘腹疼痛，呕吐腹泻；重则毒气攻心，神志昏迷，甚至导致死亡。

（三）饮食偏嗜

1. **寒热偏嗜** 良好的饮食习惯应寒温适中。若过分偏嗜寒热饮食，可导致人体阴阳失调而发生某些病变。如偏嗜生冷寒凉之品，久则易于耗伤脾胃阳气，导致寒湿内生；若偏嗜辛温燥热饮食，又可使肠胃积热或酿成痔疮等。

2. 五味偏嗜 五味，指酸、苦、甘、辛、咸，它们各有不同的作用，不可偏废。且五味与五脏，又各有其一定的亲和性。如果长期嗜好某种性味的食物，就会导致该脏的脏气偏盛，功能活动失调而发生多种病变。五味偏嗜，不仅可引起本脏功能失调，还可因脏气偏盛，导致脏腑之间平衡关系失调而出现他脏的病理改变。

3. 食类偏嗜 若专食某种或某类食品，或厌恶某类食物而不食，或膳食中缺乏某些食物等，久之也可成为导致某些疾病发生的原因。如瘿瘤（碘缺乏）、佝偻（钙、磷代谢障碍）、夜盲（维生素 A 缺乏）等。如过食肥甘厚味，可聚湿生痰、化热，易致肥胖、眩晕、中风、胸痹、消渴等病变。

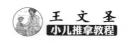
第三章　小儿的生理病理特点

　　小儿从初生到成年，处于不断生长发育的过程中，无论在形体、生理、病理等方面，都与成人不同，年龄越小这些特点表现得越明显。历代医家对此有关的论述很多。掌握这些特点，对小儿的健康成长和疾病的防治，都有极其重要的作用。

第一节　生理特点

　　小儿的生理特点为脏腑娇嫩、形气未充和生机勃勃、发育迅速两个方面。

一、脏腑娇嫩、形气未充

　　脏腑是指五脏六腑。形是指形体结构，即四肢百骸、精血津液。气是指生理活动功能，诸如肺气、脾气、肾气等。

　　小儿时期机体各器官的形体发育和生理功能都是不

成熟和不完善的，脏腑的形气都相对表现为不足，其中以肺、脾、肾三脏尤为突出。

肺主一身之气，脾为后天之本，肾为先天之本，三脏之间既相互联系又相互影响，气血生化依赖于脾胃的运化，脾的运化也需肾阳的温煦，肾阴肾阳的功能发挥，又需要依赖脾胃所运化的水谷精微的补充和化生。肺气的强弱也有赖于脾，《素问·阴阳应象大论》说："脾生肉，肉生肺。"

小儿机体处于不断生长发育的过程之中，营养物质的需要量大，脾胃原本尚未健壮，加之运化负担又重，因而"脾常不足"就显得更加突出。

小儿的生长发育、抗病能力等均与肾有关，各脏之阴取自于肾阴的滋润，各脏之阳也有赖于肾阳的温养。正常小儿能否健康成长，与肾气的盛衰相关。小儿时期，肾的功能和作用相抵不足，故曰"肾常虚"。

肺为清虚之体，既易于受邪，又不耐寒热，故称为"娇脏"。小儿脾常不足又往往导致肺气弱，而为"肺常不足"。

前人对小儿这一生理特点有过许多论述，如《灵枢·逆顺肥瘦篇》："婴儿者，其肉脆，血少，气弱"。《诸病源候论·养小儿候》："小儿脏腑之气软弱"。《小儿药证直诀》：

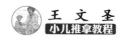

"五脏六腑，成而未全……全而未壮"。《小儿病源方论·养子十法》："小儿一周之内，皮毛、肌肉、筋骨、脑髓、五脏六腑、营卫、气血，皆未坚固。"清代吴鞠通在总结前人论述的基础上，将小儿的这个生理特点概括为"小儿稚阳未充，稚阴未长者也"（《温病条辨·解儿难》）。后来医家据此就简略地称为"稚阴稚阳"。这里的"阴"就是精、血、津液等物质，"阳"是指体内脏腑的各种生理功能。总之，小儿无论在有形物质方面还是功能活动方面，均属幼稚和不完善的。

二、生机勃勃、发育迅速

"儿之初生，如木方萌"，小儿处于生长发育的旺盛时期，年龄越小，速度越快。无论在形体增长方面还是功能活动方面均不断趋向完善。历代医家据此提出"纯阳"一说，如《颅囟经·脉法》："孩子三岁以下，呼为纯阳"，《医学正传·小儿科》："夫小儿八岁以前曰纯阳"。

对于"纯阳"，不能理解为"盛阳"，也不能理解为有阳无阴。对此，《温病条辨·解儿难》指出"古称小儿纯阳……非盛阳之谓"。所谓"纯阳"，主要是指小儿生机蓬勃、发育迅速的生理特点，尤如草木方萌，旭日初生。

小儿生长发育包括体格的发育和语言、动作的发育两个方面。一般以"生长"表示形体的量的增长，"发育"表示功能活动的进展。生长发育是小儿时期不同于成人的最根本的特点。

小儿生长发育有其一定的规律，如小儿生后两个月，能对别人的声音、相貌有所反应，四五个月能翻身，六个月能坐，七个月能爬，十个月能立等。对此，《千金要方》中说："生后六十日瞳子成；能咳笑和人，百日任脉成，能自反复，百八十日髋骨成，能匍匐，三百日髌骨成，能独立；三百六十日，膝骨成，成行。"

小儿的生长发育，在各个年龄阶段有着不同的特点。

关于小儿年龄的分期，历代各家不一，如《灵枢·卫气失常篇》中为"十八岁以上为少，六岁以上为小"，《小儿卫生总微论方·大小论》中说："当以十四以下为小儿治"，《幼科发挥·原病论》中说："出生曰婴儿，三岁曰小儿，十岁曰童子"。在《寿世保元》中，以半周岁至两周岁为婴儿，三四岁为孩儿，五六岁为小儿，七八岁为龆龄，十岁为稚子。近代则将小儿年龄分期为6个阶段。

胎儿期从受孕到分娩，约40周。孕期28周到出生7

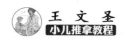
天止，则称为围生期。此期当注意养胎、护胎。

新生儿期从出生到 28 天，此期应注意寒暖和调护。

婴儿期从出生 28 天到 1 周岁，亦称为乳儿，此期当加强护养，固真气，按时预防接种。

幼儿期从 1 周岁到 3 周岁，此期要做好防护工作和幼儿的早期教育工作。

幼童期从 3 周岁到 7 周岁，亦称学龄前期。此期应进一步做好保育工作和开展适宜的文体活动。

儿童期从 7 周岁到 12 周岁，亦称学龄期。

小儿是否健康，可根据健康小儿生长发育规律而总结出来的生理常数进行衡量。

1. 体重 小儿出生体重平均约为 3 千克，其后的推算公式如下。

1~6 个月：体重（克）＝ 3000+月龄×600

7~12 个月：体重（克）＝ 3000+月龄×500

1 岁以上：体重（千克）＝ 8+年龄×2

在正常情况下，其波动范围不超过±10%。体重的测量当在清晨、空腹、排尿之后。

2. 身长 小儿出生身长约为 50 厘米，出生后第一年增长 25 厘米，第二年增长 10 厘米，2 岁以后可按下列公式推算：

身长＝年龄×5+75

测量时 3 岁以下可用卧位，3 岁以上可用立位，如身长低于正常的 30%以上，要考虑侏儒症、克汀病、营养不良等。

3. **头围**　新生儿头围平均约为 34 厘米，6 个月内约增长 8 厘米，后 6 个月约增长 4 厘米，第 2 年又增长 2 厘米，5 岁以后接近成人。头围过小，常为脑发育不全所致的小头畸形；头围过大，可能为脑积水。

4. **胸围**

出生时胸围约为 32 厘米，第 1 年增长约 12 厘米，第 2 年增长约 3 厘米。1 岁内胸围常小于头围，1 岁时胸围与头围几乎相等，2 岁后胸围大于头围。佝偻病和营养不良者胸围较小。

5. **囟门**　后囟闭合在出生后 2~4 个月（部分小儿在出生时已闭合）；前囟（位于顶骨与额骨之间，呈菱形）闭合时间在出生后 12~18 个月。囟门早闭，头围明显小于正常者，为小头畸形；囟门晚闭，头围大于正常者，多见于佝偻病或脑积水患儿。

6. **牙齿**　小儿出生后 5~10 个月乳牙萌出。如出牙过迟，多见于佝偻病。一般 1 岁时出 8 颗牙，1 岁以后第一颗乳磨牙萌出，1 岁半时尖牙萌出，2 岁时第二颗乳磨

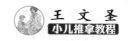

牙萌出。于20~30个月20颗乳牙萌齐。6~7岁开始换为恒齿，并萌出第一颗恒磨牙，12岁以后萌出第二颗恒磨牙，12~15岁萌齐28颗恒齿，17~18岁萌出第三颗恒磨牙（又称智齿，也有始终不萌出者）。6~24个月正常小儿的牙齿数可用下列公式计算：

$$牙齿数 = 月龄 - 4（或6）$$

7. 呼吸 1~8个月为45~50次/分，4~6个月为40~35次/分，6~12个月为35~50次/分，1~8岁为30~25次/分。

8. 脉搏 新生儿至1岁为160~150次/分；1~3岁为120~100次/分，3~5岁为110~90次/分，5~7岁为100~80次/分，7~12岁为90~70次/分。

9. 血压 2岁以上小儿收缩压可按年龄×2+80毫米汞柱来计算，舒张压约为收缩压的1/2~2/3。

动作的发育方面，一般是在1个月醒后能做伸欠动作，2个月俯卧时开始抬起头来，3~4个月俯卧时能抬起前半身，6个月能翻身，7个月能独坐，9个月会爬并能扶栏杆站立，1岁时能独自站立并能在挽其一只手时行走，一岁半左右能独立行走，以后随年龄的增长而能登梯、跳跃。其动作的发育为逐渐有力、精细和准确，如在5个月时眼和手的动作取得协调，9~10个月时拇指和示指能拈取细小物件，15 个月后动作更为协调、准确。

语言的发育方面一般在 4 个月会笑，5~6 个月能发出单音，7~8 个月能发出复音，10 个月以上能发比较复杂的词意，1 岁以后能说日常简单用语，2 岁以后能做简单交谈，4~5 岁能用完整的语句表达意思，7 岁以上能较好掌握语言。

古代医家曾根据小儿生长发育的特点，提出"变蒸"之说，认为"三十二日为一变，六十四日为一蒸"。"变"是指变其情志，发其聪明；"蒸"是指蒸其血脉，长其百骸，以说明小儿"骨脉""五脏六腑""神智"都处于变化和蒸蒸日上的全面发展时期。

第二节　病理特点

小儿的病理特点为发病容易、传变迅速和脏气清灵、易趋康复两个方面。

一、发病容易、传变迅速

小儿"肺常不足"，卫外功能未固，外邪每易由表而入，侵袭肺系，所以时行病及咳嗽、感冒等病症最为常见。

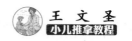

小儿"脾常不足"，常为饮食所伤，易出现呕吐、积滞、泄泻、疳症。

小儿"肾常虚"，肾虚无以资助他脏，脾虚不能滋养肾精，小儿生长发育受其影响，甚至出现解颅、五迟、五软等发育迟缓之症状。

小儿患病又容易传变。对此，《诸病源·候论》中说："小儿脏腑之气软弱，易虚易实"，《小儿药证直诀》中指出"易寒易热"，《温病条辨·解儿难》曰："脏腑薄，犯篱疏，易于传变；肌肤嫩，神气怯，易于感触。"小儿受病，每因邪气枭张而壮热，邪易内陷心包而出现谵语、昏迷。若邪正相交，风火相煽，柔不济刚，筋脉失养，又易出现抽搐、角弓反张。在病理上形成"心常有余"和"肝常有余"的特点。总之，"邪气盛则实，精气夺则虚"，"阳盛则热，阴胜则寒"，由于小儿脏腑娇嫩，形气未冲，所以在患病后寒热虚实的变化比较明显，其传变速度也较迅速。

二、脏气清灵、易趋康复

虽说小儿患病之后，易于传变，但由于小儿是处于生机蓬勃、发育迅速的形势下，其生机旺盛，活力充沛，加之脏气清灵、病因单纯，较少七情的影响，如能及时治疗，医之得法，也较容易恢复。对此《景岳全书·小儿则》中指出："其脏气清灵，随拨随应，但能确得其本而撮取之，则一药可愈，非若男妇损伤积痼痴顽之比。"

此外，小儿在免疫方面也有特点。一方面由于其脏腑娇嫩、形气未充，卫固能力较差，容易感染时疫，如水痘、顿咳等。另一方面，由于母亲的抗体传给胎儿的缘故，有些疾病在出生后四五个月，反而不易感染，如白喉、麻疹等，到6个月后，由于从母体所获得的免疫能力逐渐消失，又成为小儿易感的疾病。有些疾病患过之后，由于机体具有了自动免疫的能力，可不再发病，如麻疹就是如此。《痘诊世医心法》中指出："至于疹子与痘疮相似，彼此传染，但发过既不再发。"

小儿有良好的体质，充沛的精力，再创造出有利的条件，贯彻以预防为主的方针，保证他们健康成长。

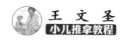

第四章　儿科四诊概要

　　望、闻、问、切，统称"四诊"，是中医诊断疾病的主要方法。在诊断时，望、闻、问、切4个方面不可偏废，应该四诊合参。由于小儿有自身的生理、病理特点，生长发育和病情反应与成人有别，且婴儿不会言语，有时年龄较大的小儿也不能正确诉说病情，加上就诊时常啼哭叫扰，影响脉象气息，给诊断造成困难，所以历代儿科医家都十分重视望诊。

第一节　望诊

　　望诊是医生运用视觉，通过对患儿全身或局部的观察，获得与疾病有关辨证资料的一种诊断方法。小儿肌肤娇嫩，反应灵敏，故脏腑病症每能形诸于外。儿科望诊可分为总体望诊和分布望诊，总体望诊包括望神色、望形态；分布望诊包括官窍、辨斑疹、查二便、看指纹。

一、望诊方法及临床意义

（一）望神色

望神色是指观察小儿的精神状态和面部气色。儿科望诊时，必须通过对小儿目光、神态、表情、动态、语言反应等方面的综合观察，才能了解五脏精气盛衰和病情轻重及预后。故凡精神振作，二目有神，表情活泼，面色红润，呼吸调匀，反应敏捷均为气血调和、神气充沛无病的表现，或虽有病也多轻而易。反之精神迷顿，二目无神，面色晦暗，表情呆滞，呼吸不均，反应迟钝，均为有病的表现。

面部望诊是小儿望神色中的重要组成部分。望面色可以了解脏腑气血的盛衰，以及邪气之所在。常用的面部望诊方法有五色主病和五部配五脏，临床上主要根据五色主病来诊断小儿疾病。

1. 五色主病　所谓"五色"指红、青、黄、白、黑，又称"五色真诊"。

面呈白色，多为寒症、虚症、吐泻、疳证。若面白水肿为阳虚水泛；面白不华，口唇淡白，多为血虚，见于小儿贫血；面色白者，多为滑泄吐利。

面呈红色，多为热症。若面红耳赤、咽痛、脉浮为

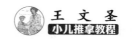
风热外感；午后颧红，潮热唇赤则阴虚内热，虚火上炎；若两颧艳红，四肢厥冷，冷汗淋漓为虚阳上越，是阳气欲绝的危重症候。新生儿面色嫩红或小儿面色白里透红，为正常肤色。

面呈黄色，多为虚症或有湿，可见于疳证、积滞。若面色萎黄，形体消瘦为脾胃功能失调，常见于疳证；面目色黄而鲜，为湿热内蕴之阳黄，面目黄而晦暗，为寒湿阻滞之阴黄，生后不久出现黄疸为胎黄。

面呈青色，多为寒症、瘀滞、惊痫。若面色青白并见，愁苦皱眉，多为里寒腹痛，面青而晦暗，神昏抽搐，常见于惊风和癫痫发作之时；面青唇紫，呼吸急促，为肺气闭塞，气血瘀阻。

面呈黑色，多为寒症、疼痛、惊痫或内有水湿停饮。若面色青黑，手足逆冷多为阴寒里证；面色晦暗，兼有腹痛呕吐，可为药物或食物中毒，面色青黑惨暗为肾气衰绝。若小儿肤色黑红润泽，体强无病，是先天肾气充沛的表现。

2. 五部配五脏　根据小儿面部不同部位出现的各种色泽变化，结合所属脏腑来推断病变的部位与性质，就是五部配五脏的望诊方法，五部指左腮、右腮、额上、鼻部、颏部。五部配五脏的关系最早见于《小儿药证直诀·面上证》"左腮为肝，右腮为肺，额上为心，鼻为脾，颏为肾"。

（二）望形态

"形"指体形，"态"指动态。望形态包括观察患儿的体形和姿势动态变化等，以推断疾病的性质。

1. 望体形　凡发育正常、筋骨强健、肌丰肤润、毛发黑泽、姿态活泼者，是胎禀充足，营养良好，属健康表现；若生长迟缓、肌瘦形瘠、皮肤干枯、毛发萎黄、囟门逾期不合、姿态呆滞者，为胎禀不足，营养不良，多属有病。

如头方发稀，囟门宽大，当闭不闭，可见于五迟证；前囟及眼窝凹陷，皮肤干燥，可见于婴幼儿泄泻阴伤液脱；胸廓高耸形如鸡胸，可见于佝偻病、哮喘病；肌肉松弛，皮色萎黄，多见于厌食、偏食、反复感冒；腹部膨大，肢体瘦弱，发稀，额上有青筋显现，多属疳积，毛发枯黄，头发稀疏，或容易脱落，均为气血虚亏的表现。

2. 望动态　通过动态观察，可以分析不同姿态显示的疾病。如小儿喜伏卧者，为乳食内积；喜蜷卧者，多为腹痛；颈项强直，手指开合，四肢拘急抽搐，角弓反张，是为惊风；若翻滚不安，呼叫哭吵，两手捧腹，多为盘肠气痛所致；端坐喘促，痰鸣哮喉，多为哮喘；咳逆鼻煽，胁肋凹陷如坑，呼吸急促，多为肺炎喘咳。

（三）观苗窍

苗窍是指舌、目、鼻、口、耳及前后二阴。苗窍与脏腑关系密切，舌为心之苗，肝开窍于目，肺开窍于鼻，脾开窍于口，肾开窍于耳及前后二阴，脏腑有病，每能从苗窍反应出来。

1. 舌

（1）舌象：主要观察舌质与舌苔的变化。

（2）舌质：以观察舌质的颜色最为重要。正常舌质淡红。若舌质淡白多为虚证；若舌质绛红多为热证；舌质红少苔为阴虚，舌红或绛伴黄苔主实热。

（3）舌苔：舌苔白为寒，色黄为热，舌苔白腻为寒湿内滞，或寒痰与积食所致；舌苔黄腻为湿热内蕴，或乳食内停；舌苔花剥脱，经久不愈，状如"地图"，多为胃之气阴不足所致。

此外，小儿因食某些药品、食物，往往舌苔被染，如食红色糖果可呈红苔，食橄榄、杨梅呈黑苔，食橘子水、蛋黄呈黄苔等，均不属于病苔。染苔的色泽比较鲜艳而浮浅，与病苔不同。观察舌象时还要注意伸舌姿势，舌尖上翘、舌体收缩或舌体只伸一半等，均会影响观察。

2. 目　察目首先要观察眼神的变换。健康的小儿黑睛圆大，神采奕奕，为肝肾气血充沛的表现；反之则目无光彩，两目无神或闭目不视，均为病态表现；若见瞳孔缩小或不等，或散大而无反应，病必危重。由于五脏精气皆上注于目，故观察时，还应观察眼睑、内外眦、巩膜、瞳孔的变化。

3. 口　察口时应仔细观察口唇的颜色、润燥和外形的变化。唇色淡白为脾虚气血不足；唇色青紫为血淤或寒证；唇色樱红，为暴泄伤阴之证；齿为骨之余，齿属骨，齿龈红肿多属胃火上冲；牙齿逾期不出，多为肾气不足；婴儿牙龈有白色斑块，影响吮乳，俗称板牙；咽喉是呼吸与饮食的通道，与肺胃相通，咽红发热，为风热外感；咽红乳蛾肿大，为外感风热或肺胃之火上炎；咽痛微红，有灰白色假膜，不易拭去，为白喉之证。此外，口舌黏膜破溃、糜烂，为口腔炎症；若满口白屑，状如鹅口，称"鹅口疮"。

4. 鼻　察鼻主要观察鼻内分泌物和鼻形的变化。鼻塞流清涕，为风寒感冒；流黄涕，为风热感冒；长期流浊涕，气味腥秽，为肺经有伏热；鼻翼煽动，伴呼吸急促，为肺气郁闭，见于肺炎喘嗽；鼻孔干燥，为肺经燥热，或外感燥邪；鼻出血为肺经郁热，迫血妄行。

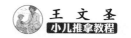

5. 耳　察耳的外形是判断小儿体质强弱的一个标志。小儿耳壳丰厚，颜色红润，是先天肾气充沛、健康的表现，反之则属肾气不足或体质较差，如早产儿耳壳软，耳紧贴两颊，耳舟不清，耳内疼痛流脓，为肝胆火盛，如耳疮；以耳垂为中心弥漫肿胀，则是痄腮的表现。

6. 二阴　男孩阴囊不松不紧是肾气充沛的表现。若阴囊松弛，多为体虚或发热；阴囊时肿时复，啼哭肿大加甚，是疝气的表现，阴囊、阴茎均肿，常为肾炎水肿的表现。女孩前阴红赤而湿，多属下焦湿热，潮湿瘙痒，需注意蛲虫病。小儿肛门潮湿、红痛，多属尿布皮炎；大便坚硬带鲜血，常为肛裂；便后直肠脱出，多属中气虚亏，见于脱肛。

（四）辨斑疹

凡形态大小不一，不高于皮面，压之不褪色，称为"斑"；形小如粟米，高出皮面，压之褪色，称为"疹"。斑和疹每见于小儿时行病过程中，如麻疹、水痘、风痧等。小儿染病发斑，可见于紫癜等。按其形态，有细疹、疱疹、斑疹、风团等不同名称。

（五）察大小便

除新生儿及较小乳儿大便可呈糊状，每日 3 次左右，正常小儿的大便应该色黄而干湿适中。大便燥结，为内有实热或阴虚内热；大便稀薄，夹有白色凝块，为内伤乳食；大便稀薄，色黄秽臭，为湿热内滞；下利清谷，洞泄不止，则为脾肾两虚；大便赤白黏冻，为湿热积滞，常见于痢疾；乳幼儿大便呈果酱色，伴阵发性哭吵，常为肠套叠。初生婴儿的胎粪，呈暗绿色或赤褐色，黏稠无臭。乳母喂养儿，大便呈金黄色，稍带酸臭；牛奶喂养儿，大便呈淡黄白色，质地较硬。

正常小儿的小便为淡黄色。夏季因出汗较多，小便可色黄而少。若小便黄赤，短少浑浊而有刺痛，为湿热下注，见于热淋；小便色深红呈褐色，为血尿之证。小便色深黄，染衣裤不褪色者，为黄疸；夏季小便色清而量多，伴高热不退，口渴多饮，见于夏季热；尿浑浊如米泔水，为脾胃虚弱，饮食不调所致，常见于积滞与疳证。

（六）望指纹

指纹是指虎口直到示指内侧的桡侧浅静脉，可分为风、气、命三关，第一节为风关，第二节为气关，第三节为命关。看指纹是对 3 岁以内的小儿用以代替诊脉的一种辅助诊法，用来辨别乳幼儿疾病的病因、性质及估计预后等。诊察时用手指轻轻从小儿示指的命关推向风关，使指纹容易显露。观察指纹应将小儿抱向光亮处，以便

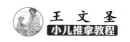

观察指纹的变化。

正常的小儿指纹多数应该是淡紫，隐而不显于风关之上，若发生疾病，指纹的浮沉、色泽等，都随之发生变化。

红紫辨寒热：红主寒，紫主热。指纹色泽鲜红为感风寒，淡红不露为虚寒；暗紫色为邪热郁滞；紫黑色为热邪深重，闭郁血络，证属危重。

三关测轻重：指纹现于风关，是病邪初入，证尚轻浅；达于气关，为疾病进一步深入加重，是病邪方盛之时；达于命关，则表示疾病危重。

看指纹是一种辅助诊法，适用于3岁以内的小儿，当指纹观察结果与症状、舌象不符合时，应"舍纹从证"。

二、望诊注意事项

望诊时应按顺序进行，先整体望诊后分部望诊。有些望诊会引起小儿不适与反抗，如察口、察舌，应放在四诊其他项目完成后再进行。

望诊必须在自然光线下进行，以免影响望诊的效果。

第二节　闻　诊

闻诊是运用听觉和嗅觉来辅助判断疾病的方法，闻诊包括听语言声、啼哭声、咳嗽、呼吸及闻气味等方面。

一、内容、方法及临床意义

1. 语言声　正常小儿语言以清晰响亮为佳。语声低弱，为气虚；呻吟不休，多为身有不适；高声尖呼，为痛所致；谵语狂言，为邪热入营，常见于温热病过程中；语声嘶哑，多为喉咙和声带疾病。

2. 呼吸声　呼吸气粗有力，多为外感热证；呼吸急促，喉间哮鸣，为痰邪壅肺，如哮喘症；呼吸急促，气粗鼻煽，每见于肺炎喘嗽；呼吸窘迫，面青不咳，常为呼吸道阻塞；呼吸低微，吸气如哭泣声，为肺气将绝之危证，如呼吸衰竭时；乳儿呼吸稍促，用口呼吸，常为鼻塞所致。

3. 咳嗽声　咳嗽以声音畅利，痰易咳出为轻。咳声清扬而流清涕，为外感风寒；咳声重浊，痰稠色黄，为外感风热；干咳无痰，多属肺燥或为咽炎所致；咳嗽阵作，并有回声，常为百日咳；咳声嘶哑，如犬吠声，常

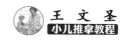

见于喉炎或白喉。

4. 啼哭声 正常健康小儿哭声洪亮而长，并有泪液。健康婴儿啼哭，需注意尿布潮湿和饥饿思食，饥饿哭声多绵长无力，或口做吮乳之状。若哭声尖锐，忽缓忽急，时作时止，多为腹痛所致；哭声嘶哑，呼吸不利，多为咽喉水肿所致；久病体虚及疳证，哭声绵延而低微。

5. 嗅气味 包括嗅口气和大小便气味。口气臭秽，多属肺胃之热上蒸，浊气上升所致。口气臭腐，牙龈肿胀溃烂，则为牙疳；口气酸腐而臭，多为伤食；口气腥臭，见于血证，如牙龈出血时。大便秽臭，是湿热积滞；大便酸臭而稀，多为伤食；下利清谷，无明显臭味，为脾肾两虚。小便短赤，气味骚臭，为湿热下注；小便清长少臭，常为脾肾虚寒。

二、闻诊注意事项

听声音中的语言声和啼哭声，应掌握寒热虚实总的原则，如声静属寒，声噪属热；声低属虚，声高属实等。啼哭是小儿的一种语言，除为疾病所致的各种啼哭声外，还应排除饥饿、口渴、针刺、尿布潮湿等非疾病因素引起的啼哭。

第三节　问　诊

问诊是通过医生向患者或患者的监护人询问来了解和掌握病情的一种方法。

一、问诊方法与临床意义

问年龄　许多儿科疾病与年龄有密切关系。如诊断脐风、胎黄、脐血、脐疮等，则见于1周内初生儿；而鹅口疮、脐突、夜啼等又以乳婴儿为多；遗尿则发生在3岁以上的小儿。某些时行病与年龄有密切关系，如麻疹、风痧大多发生在生后6个月的婴幼儿，水痘、顿咳等在幼童期比较多见。12岁以后小儿所患疾病的过程，基本上已接近成人。详细询问患儿的实足年龄对诊断疾病和治疗用药都具有重要的意义。

二、问病情

1. **问寒热**　小儿发热可通过体温计测量或通过接触的感觉来测知，如手足心热、头额热、授乳时口热等。小儿怕冷可从姿态改变来测知，如依偎母怀、蜷缩而卧等。年龄大的儿童也可直接询问。小儿发热一般早衰暮

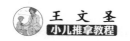

胜，故询问时要注意时间因素。

2. **问汗** 小儿肌肤嫩薄，较成人容易出汗，一般不属于病态。若白天出汗较多或稍动即出，称为"自汗"，是气虚卫外不固的表现；若夜间睡后汗出，称为"盗汗"，是阴虚或气阴两虚。汗出热不解，热病为邪气由表入里的证象。

3. **问头身** 较大儿童每能诉说头痛与眩晕，一般见于高热、贫血等。发热肢体疼痛称为风寒湿热之邪外束的表现。此外，一些发疹性疾病和荨麻疹，常为皮肤瘙痒。

4. **问饮食** 包括纳食和饮水两个方面，小儿能按时乳食，食量正常，无吐泻，是正常现象。若不思饮食，所食不多，为脾胃虚弱的表现。若喜饮冷，则为热证，渴喜饮热或口不渴，则为寒症；频频引饮，口唇干燥，为胃阴不足，津液亏耗；渴不欲饮，常为中焦有湿。

5. **问胸腹** 胸部闷窒，哮鸣痰喘，为痰阻肺络，如哮喘；胸痛发热，咳嗽而气促，可为肺炎咳喘；脘腹胀饱，多为伤食积滞，腹痛隐隐，以脐周为主，见于蛔虫证。此外，小儿急性腹痛，痛热强烈，需注意外科疾病。

6. **问二便** 主要询问大便的次数、质地和颜色等。大便次数明显增多，质地稀薄或黏冻则为疾病表现。小便清长，夜尿，多为肾阳虚亏；小便频多，便时疼痛，为湿热下注，如热淋；小便刺痛，滴而不尽，或排出砂石，为石淋之证。

7. **问睡眠** 正常小儿睡眠以安静为佳，年龄越小，睡眠时间越长。出现昏睡和嗜睡，在热病中多为邪入心包或痰蒙清窍所致。佝偻病与蛲虫病，睡眠不宁，前者有烦躁、盗汗，后者有肛门发痒。

三、个人史

包括分娩、喂养、发育等。分娩史要问清胎次、产次、是否足月、顺产或难产，有无流产，以及分娩方式、出生地点、出生状况，妊娠期母亲的营养和健康情况等。喂养史包括喂养方式和辅助食物添加情况，是否已断奶和断奶后的情况。对年长儿还应询问饮食习惯，现在的食物种类和食欲等。发育史包括体格和智力发育，如坐、立、行等开始的时间，出牙和囟门闭合的时间。对已入学的小儿还应了解学习情况，以推测智力的发育情况。

四、预防接种史

亦称儿童计划免疫。询问小儿出生后，家长是否已到居住地区基层医疗卫生单位中心办预防接种卡，预防

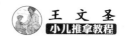
接种包括卡介苗、麻疹减毒活疫苗，以及百日咳、白喉、破伤风、流行性乙型脑炎、流行性脑脊髓膜炎、伤寒、副伤寒等，记录接种年龄和反应等。

第四节　切　诊

切诊是指医生通过切脉或触摸、按压等方法来了解疾病的一种检查方法。

一、切脉

小儿脉诊，较成人简单，这与小儿疾病较单纯、病少七情影响有关。

1. 健康小儿脉象　健康小儿脉象平和，较成人软而稍数，年龄越小，脉搏越快。因此，不同年龄的健康小儿，脉息的至数是不相同的，如按成人正常呼吸定息计算：初生婴儿为 120~140 次（合成人每次呼吸 7~8 次），1 岁为 110~120 次（合成人每次呼吸 6~7 次），4 岁为110 次（合成人每次呼吸 6 次），8 岁为 90 次（合成人每次呼吸 5 次），14 岁与成人相同（70~80 次/分）。

2. 切脉的年龄　《幼幼集成·小儿脉法》指出："小儿三五岁，可以诊视"。3 岁以后的小儿，切脉比较容易达到要求，不易出现哭吵而影响诊脉的准确性。

3. 切脉的方法　小儿寸口脉位较短，切脉常采用一指定三关的方法，即医者用示指或拇指同时按压寸、关、尺三部。并应取轻、中、重 3 种不同指力来体会脉象变化，切脉时间一般不少于 1 分钟。小儿脉搏次数，每因啼哭、走动而增加，故以入睡和安静时最为准确。

4. 病理脉象　小儿主要有浮、沉、迟、数、有力、无力 6 种基本病理脉象，以辨别疾病的表里、寒热、虚实。凡轻按即能触及为浮脉，多见于表证，浮而有力为表实，浮而无力为表虚；重按时才能触及的为沉脉，多见于里证，沉而有力为里实，沉而无力为里虚；脉搏迟缓，来去极慢，一息五六次以下为迟脉，多见于寒证，迟而有力为寒滞实证，迟而无力为虚寒；脉搏频数，来去急促，一息六七次以上为数脉，多见于热证，数而有力为实热，数而无力为虚热。此外，小儿腹痛或惊风的弦脉、心阳不足或心气受损的结代脉等，也须注意诊察。

二、触诊

包括按压和触摸头颅、颈腋、四肢、皮肤、胸腹等。

1. 头颅　检查囟门要注意囟门大小、凹陷或隆起。小儿囟门逾期不闭，则为肾气不足、发育欠佳的表现，

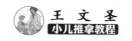

常见佝偻病等；囟门凹陷，名"囟陷"，可见于泻甚失水者；囟门高突，名"囟填"，伴呕吐发热，为肝风内动之证，囟门不能应期闭合，囟门宽大，头缝开解，则为解颅。

2. **颈腋**　颈项、腋下等处有小的结节（浅表淋巴结），质软、不粘连，是正常状态。若结节肿大，伴发热、压痛，则为痰毒；病程迁延，结节大小不等，连珠成串，质地较硬，推知不易活动则为瘰疬。

3. **四肢**　四肢厥冷，多属阳虚，四肢挛急抽动，为惊风之证；一侧或两侧肢体细弱，不能活动，可见于脊髓灰质炎（小儿麻痹症）的后遗症；温病热退后，手足颤动或痉挛，并见肢体强直等，此为虚风内动。

4. **皮肤**　主要了解寒、热、汗的情况。肢冷汗多，为阳气不足；肤热无汗，为热甚所致，手足心灼热，为阴虚内热；皮肤按之凹陷，为水肿之症；皮肤干燥而松弛，常为吐泻失水所致。

5. **胸腹**　胸骨高突为"鸡胸"。脊柱高突，按之不痛为"龟背"。心尖搏动处，古书称为"虚里"，是宗气会聚之处。若搏动太强或气律不匀，是宗气外泄，病情危重。若动而微弱，触之不甚明显，为宗气内虚。若搏动过速，伴有喘急，为宗气不继，病情危重。胸肋触及串珠，二肋外翻，可见于佝偻病。小儿腹部柔软温和，按之不痛为正常。腹痛喜按，按之痛减者，为虚痛；腹痛喜热敷，为寒痛；腹痛拒按，按之胀痛加剧为里实腹痛；按之有条絮状包块，按之痛减者，多为蛔虫症；腹胀形瘦，腹部青筋显露，多为疳证；腹部胀满，叩之鼓声，多为气滞腹胀；腹部胀满，叩之有液体波动之感，多为腹内积水。

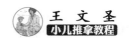

第五章　儿科辨证概要

　　辨证是中医治疗疾病的基础，通过辨证，辨明疾病发生的原因、部位、性质及预后转归，掌握疾病的实质，从而制定正确的治疗原则。儿科的辨证也主要依照中医学的基本辨证法则，即八纲辨证、脏腑辨证。其中尤以脏腑辨证应用最为广泛。

　　任何病症的出现，都是脏腑功能失调的反映。由于各个脏腑的生理功能不同，因而所反映出来的病症也就不同。所以，根据不同脏腑的生理功能及其病变规律以分辨各脏腑的病症，同时还应注意到各脏腑之间以及脏腑与各组织之间是相互联系的。

第一节　肝与胆病辨证

一、肝病辨证

　　肝的病症临床实证居多，在实证中尤以气、火、风三者为多，且常相互转化并兼夹出现，虚证中除纯虚证外，又每每与实证中的风、火并见，从而形成本虚标实证。

1. **肝气郁结证** 抑郁或急躁易怒，两肋胀痛，胸闷喜太息，食欲缺乏，或咽部有异物感，或颈项有瘿瘤，口苦或呕吐苦水，苔薄白，脉弦等。

2. **肝火上炎证** 头痛，面红，目赤，急躁易怒，口苦而干，胁肋痛，呕吐酸水，大便秘结，小便短赤，或吐血，鼻出血，舌红，苔黄，脉弦数等。

3. **肝血虚证** 眩晕耳鸣，面色淡白无华，爪甲不泽，两目干涩，视物不清或为夜盲，或肢体麻木，肌肉动，甚则抽搐抖动，舌淡，苔白，脉细等。

4. **肝阴虚证** 头晕耳鸣，面颊烘热，咽干口燥，五心烦热，潮热盗汗，或手足蠕动，舌红少津，脉弦细数等。

5. **热极生风证** 抽搐，颈项强直，两目上翻，角弓反张，甚至神志昏迷，伴有高热不解，舌红，苔黄，脉弦数等。

二、胆病辨证

胆与肝相表里，故胆气的盛衰也常涉及情志活动的变化。

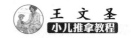

第二节　肺与大肠病辨证

一、肺病辨证

肺的病变，实证常与燥、热、寒、痰有关，虚证常因气、阴亏虚所引起。

1. 肺气虚证　咳嗽气短，咳甚则喘促或呼吸困难，痰液清稀，神疲懒言，声音低弱，形寒怕冷，面色苍白，或自汗，舌淡嫩，苔薄白，脉虚弱或细弱无力。

2. 肺阴虚证　干咳无痰，或痰少而黏，时有痰中带血，口咽干燥，或声音嘶哑，形体消瘦，潮热盗汗，手足心热，午后颧红，舌红，少津，苔少，脉细数。

3. 风寒束肺证　咳嗽或气喘，痰吐稀薄，色白而多泡沫，口不渴，常伴有流清涕或鼻塞，或发热恶寒，头痛身热等，苔薄白而润，脉浮紧。

4. 风热犯肺　咳嗽、痰黄稠，不易咳出，常兼有发热微恶风寒，口渴欲饮，咽红疼痛，鼻流黄涕，气喘，甚至鼻翼煽动，烦躁不安，舌边尖红，苔薄黄，脉浮数。

5. 燥邪犯肺证　干咳无痰，或痰少而黏，咳痰不爽，咳甚则胸痛，鼻咽干燥，或兼发热恶寒，头痛，舌红少津，苔黄而燥，脉浮细数等。

6. **痰热蕴肺证**　咳嗽气喘，痰吐黄稠，咽喉疼痛，甚至咳吐脓血，痰气腥臭，鼻翼煽动，烦躁不安，大便秘结，小便短赤，舌红苔黄或黄腻，脉滑数等。

7. **寒饮犯肺证**　咳嗽气喘，吐大量白色清稀痰液，常见有形寒发冷，鼻塞或流清涕，苔白滑，脉浮紧等。

二、大肠病辨证

1. **大肠湿热证**　腹痛，泄泻如暴注，肛门灼热，或里急后重，大便杂有黏液、脓血，常兼有口干发热，小便短赤，舌红，苔黄腻，脉滑数等。

2. **大肠燥结证**　大便秘结，腹部胀满，疼痛拒按，恶心，呕吐，苔黄腻，脉弦滑，或长期大便干燥秘结，排便艰难，往往数日 1 次，舌红少津，苔燥，脉沉细无力，伴有头晕、口臭等。

3. **大肠虚寒证**　大便泄泻，或便中杂有黏液，经久不愈，腹部隐隐作痛，喜热喜按，甚则大便失禁，或肛门下脱，四肢欠温，舌淡，苔薄而润，脉沉细无力。

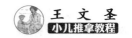

第三节　肾与膀胱症辨证

一、肾病辨证

肾以虚证居多，实证为少，虚证以阴虚、阳虚和阴阳两虚为多见。此外，临床也可有本虚标实的证候。

1. **肾气不固证**　神疲倦怠，小便色清，余沥不尽，或见遗尿，小便失禁，舌淡，苔薄白，脉细弱等。

2. **肾不纳气证**　喘息气短，气不接续，呼多吸少，动则喘息益甚，自汗神疲，舌淡，脉弱等。

3. **肾虚水泛证**　面色苍白，精神萎靡不振，畏寒，四肢不温，周身水肿，下肢肿甚，按之没指，小便短少，腹胀满，舌胖淡，苔白，脉沉细等。

4. **肾虚泄泻证**　神疲乏力，腹痛腹泻，五更泄泻，泻物稀溏，甚则完谷不化，舌淡，苔白，脉沉迟无力等。

5. **肾精不足证**　发育迟缓，身材矮小，智力和动作迟钝，囟门迟闭，骨骼欠强等。

二、膀胱病辨证

1. **膀胱湿热证**　小便不畅，淋漓涩痛，或尿频、尿急，尿痛，尿液浑浊或见血尿，舌红，苔黄腻，脉数等。

2. 膀胱气闭证 小便淋漓不畅，甚则闭塞不通，小腹有明显胀满感，舌红，苔黄，脉细滑数等。

第四节 心与小肠症辨证

一、心病辨证

心病的症候有虚实不同，虚证常由心脏或全身阴、阳、气、血不足引起，实证多与痰、瘀、火、热等因素有关。临床常相互错杂存在，辨证时又有虚实并见，在治疗时应掌握标本缓急。

1. 心气虚证 心悸气短，神疲乏力，自汗，活动时加重，面色苍白，舌淡，苔白，脉细弱或结代等。

2. 心阳虚证 心悸气短，活动时加重，畏寒肢冷，面色暗滞，心胸憋闷或作痛，舌淡，紫黯而胖嫩，脉细弱或结代等。

3. 心血虚证 心悸健忘，失眠多梦，眩晕，面色淡白不华，唇舌色淡，脉细弱等。

4. 心阴虚证 心悸，健忘，失眠多梦，五心烦热，盗汗，口咽干燥，舌红，少津，脉细数等。

5. **心火炽盛证**　心烦，失眠，面红口渴，甚则狂躁谵语，或兼舌尖红疼痛，口舌糜烂，舌红，脉数等。心火下移小肠，则兼小便赤涩刺痛。

6. **心血瘀阻证**　胸闷不舒，心悸不宁，心前区或胸骨后刺痛或闷痛，时作时止，或者迁移肩背臂内侧，严重时疼痛不安，气短，口唇、面色、指甲青紫，汗出，四肢厥冷，舌黯红，或舌边有瘀斑，苔少而润，脉涩或结代。

二、小肠病辨证

1. **小肠虚寒证**　小腹隐痛喜按，得热则减，肠鸣溏泄，头晕，时时欲吐，饮食欠佳，小便频数，舌淡嫩，苔薄白，脉细缓。

2. **小肠湿热证**　心烦，小便赤涩，或茎中作痛，尿急、尿频，甚则尿血，脐腹胀痛，舌红，苔黄，脉滑数等。

第五节　脾与胃病辨证

一、脾病辨证

脾虚证主要由于脾气不足，实证多与瘀、积、滞的蕴聚有关，同时，脾的病变与湿的关系甚为密切，脾虚可以生湿，湿盛可以困脾，两者互为因果，临床表现错综复杂，也可导致本虚标实。

1. 脾气虚弱证　面色萎黄无华，体疲乏力，食欲缺乏，食后脘腹胀满，少气懒言，大便溏薄，舌淡嫩边有齿痕，苔薄白，脉缓弱等。

2. 脾阳不振证　面色萎黄无华，脘腹胀痛，喜热喜按，食欲缺乏，倦怠无力，手足不温，大便稀溏，舌淡，苔薄白，脉沉细或细弱等。

3. 脾虚水肿症　面部及下肢，甚至全身水浮肿，腹胀纳减，大便溏薄，神疲肢倦，苔白润，脉濡缓等。

4. 寒湿困脾证　脘腹胀闷，不思饮食，泛恶欲吐，口淡不渴，腹痛泄泻，面色黄晦，舌胖，苔白腻，脉濡数等。

5. 湿热蕴脾证　脘腹痞闷，呕恶厌食，大便溏泄，小便短赤不利，或肌肤发黄，或身热起伏，汗出不解，苔黄腻，脉濡数等。

二、胃病辨证

1. 胃寒实证　胃脘冷痛，疼痛较剧，遇寒加重，得温则减，口淡不渴，口吐清水，苔白腻，脉沉迟或沉

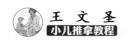

紧等。

2. **胃火炽盛证** 胃脘灼痛，嘈杂吞酸，渴喜凉饮，或食入即吐，或纳则胃痛，或消谷善饥，牙龈肿痛，牙龈出血，口臭，大便秘结，舌红，苔黄，脉滑数有力等。

3. **食滞胃肠证** 脘腹胀满，疼痛拒按，厌食纳呆，嗳腐食臭，或呕吐酸腐宿食，吐后胀痛稍减，或肠鸣失气，泻下不爽，泻下之物酸腐臭秽，苔黄腻，脉滑或滑数等。

4. **胃气上逆证** 恶心呕吐，嗳气，呃逆，泛酸，脘腹胀痛或疼痛，苔薄白，脉弦等。

5. **胃阴不足证** 饥不欲食，脘痞不舒，隐隐灼痛，口干舌燥，或胃脘嘈杂，或呃逆干呕，大便干结，小便短少，舌尖红无苔，或舌干红少苔，脉细数等。

6. **胃虚寒症** 胃脘隐痛，痛有定时，喜温喜按，食欲不减，或得食痛减，口淡乏味，泛吐清水，疲乏形瘦，面色少华，或形寒肢冷，舌淡苔薄白，脉沉弱或沉迟等。

第六节　脏腑兼病辨证

脏腑兼病的证候，比单纯的脏病或腑病复杂。

一、心肺气虚证

胸闷心悸，短气咳喘，动则尤甚，神疲，自汗，语声低怯，舌淡黯，脉细弱等。

二、心脾两虚证

心悸，失眠，食少，腹胀便溏，倦怠乏力，面色萎黄，或皮下出血，舌淡嫩，苔白，脉细弱等。

三、心肾阳虚证

形寒肢冷，心悸，身面水肿，下肢肿甚，或倦怠神疲，口唇、指甲青暗，舌黯紫，舌苔白滑，脉沉细微等。

四、脾肺气虚证

食欲缺乏，腹胀便溏，气短咳喘，咳痰清稀，声低语怯，神疲乏力，或面浮肢肿，舌淡，苔白，脉沉缓弱等。

五、肺肾阳虚证

形寒肢冷，面色白，久泻，久痢，或五更泄泻，或面浮肢肿，小便不利，甚则水臌胀满，舌淡胖嫩，苔白

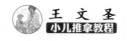

滑，脉沉迟无力等。

六、肝火犯肺证

急躁易怒，面红目赤，烦热口苦，呛咳阵作，痰黄稠黏，甚或咳血，舌红，苔薄黄，脉弦数等。

七、肺肾阴虚证

咳嗽痰少，或痰中带血，口燥咽干，声音嘶哑，形体消瘦，或见潮热盗汗，低热颧红，舌红，苔少，脉细数等。

八、肝脾不调证

胸胁胀满，疼痛走窜，急躁易怒，纳呆脘胀，腹痛肠鸣，泻后痛减，便下不爽，苔白腻，脉弦等。

九、肝胃不和证

胁肋胀痛，疼痛走窜，胃脘胀满，疼痛嘈杂，嗳腐吐酸，或食呆纳减，苔薄黄，脉弦等。

第七节　八纲辨证

八纲辨证，主要是阴阳、表里、寒热、虚实辨证。是通过四诊搜集的症状与体征，按八纲体系对病情资料进行综合、分析、归纳为8个证候类型，以说明病变的部位、疾病的性质、邪正的盛衰和疾病的类型。在进行八纲辨证时，除了掌握8个证候的各自特点外，还要了解8个证候之间的相互联系，才能正确、全面地诊断疾病。

一、表里辨证

表里辨证，是辨别病变部位与病势浅深的两个纲领。辨别表证与里证的目的在于判断疾病部位的深浅和疾病演变的趋势，为确定解表或治里提供依据。

1. **表证**　多见于外感疾病的初级阶段。具有外感时邪，起病急，邪浅病轻，病程短等特点。在表证阶段若能及时治疗，能很快痊愈，临床上常表现为发热恶寒，头身疼痛，苔薄，脉浮等。

2. **里证**　多见于外感病的中、后期或内伤杂病，具有病位深、病程较长等特点。由于里证的病因复杂，病位较深，病性多样，故其临床表现繁杂不一，难以全面

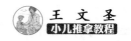

概括。常见的主要症状有壮热恶热，或微热潮热，烦躁神昏，口渴引饮，或畏寒肢冷，蜷卧神疲，口淡多涎，大便秘结或便溏，小便短赤或清长，腹痛，呕恶，苔厚，脉沉等。

二、寒热辨证

寒热辨证，是辨别疾病性质的两个纲领。寒证与热证反映机体与病邪阴阳的偏盛与偏衰，阴盛阳衰者，多表现为寒证；阳盛或阴虚者，多表现为热证。因此，辨别寒证与热证，能为治疗提供依据。

1. **寒证**　多见于疾病初起或久病不愈。具有冷、白（淡）、稀、湿、静等特点。寒证的类型较多，由于其病变部位不同，虚实各异，因此其临床表现不尽一致，常见主要症状有恶寒或畏寒喜暖，肢冷蜷卧，面色白或苍白，口淡不渴，痰、涎、涕清稀，小便清长，大便稀溏，舌淡，苔白润滑，脉迟或紧等。

2. **热证**　多见于疾病变化的各个阶段，具有热、黄（赤）、稠、燥、动等特点。各类热证的临床表现不完全一样，常见的主要症状有发热或恶寒，口渴欲饮，面红目赤，烦躁不宁，痰、涕稠黄。甚则吐血、鼻出血、小便短赤，大便干结，舌红，苔黄或少苔，甚则无苔、脉数等。

三、虚实辨证

虚实辨证，是辨别邪正盛衰的两个纲领。一般认为，正气不足，抵抗力弱的，大都属于虚症。邪气亢盛，正气未衰，邪正激争所引起的；或脏腑功能失调，代谢障碍，痰、水、瘀血等有形之邪停滞所致的，多为实证。因此，辨明虚证与实证能为治疗提供依据。

1. **虚证**　多见于各种疾病的后期，或先天不足、身体虚弱等。具有病程长、松弛、无力、衰退等特点。由于引起虚证的病因病机不同，病位各异，因此其临床表现也不一致，常有阴、阳、气、血、精、津及脏腑各种不同的虚损。常见的主要症状有面色淡白或萎黄，精神萎靡，神疲乏力，心悸气短，形寒肢冷，自汗，小便失禁，大便滑脱，舌淡胖嫩，脉虚沉迟，或五心烦热，消瘦颧红，口咽干燥，潮热，盗汗，舌红，苔少，脉数无力等。

2. **实证**　多见于疾病初、中期，具有病程短，以有余、结石、强盛、亢进等现象为特点；由于实证的感邪性质不同、邪留发病的差异、发病部位的区别，因此其临床表现也很复杂，常见的主要症状有发热，腹胀满，

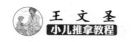

疼痛拒按，或神昏，大便秘结或下利，里急后重，小便不利或淋漓涩痛，或呼吸气粗，痰涎壅盛，舌厚腻，脉实有力等。

四、阴阳辨证

阴阳辨证，是运用阴阳的特征，对一切病证进行归纳分类和分辨阴阳虚损情况的一种辨证方法。

临床上的表、里、寒、热、虚、实等 6 个证候，都可以用阴阳来概括，即表、热、实证属于阳证，里、虚、寒证属于阴证，故阴阳又是八纲的总纲。

1. 阴证

［特点］阳气衰微，正气不足。

［病因病机］①机体的阳气虚衰，②寒邪凝滞。

［主证］精神萎靡，面色苍白，畏寒肢冷，气短息低，口不渴或喜热饮，便溏尿清，舌淡苔白，脉沉迟微弱。

2. 阳证

［特点］阳气亢盛，正气不衰。

［病因病机］①阳气亢奋，②热邪壅盛。

［主证］精神烦躁，面赤身热，气壮息高，口渴喜冷饮，便秘尿短赤，舌绛红，苔黄，脉滑数洪实。

3. **亡阴亡阳**　是危重证候，除原发病症加重之外，均有不同程度的汗出。

亡阴、亡阳可以相继出现。

（1）亡阴证

［特点］阴液欲竭。

［病因病机］①邪热炽盛或阴液被灼；②高热大汗、剧烈呕吐或失血过多使阴液大量亡失，又不能及时补充使肝血、肾精、阴液枯竭形成亡阴之变。

［主证］汗出而黏，呼吸急促，肌肤热，手足温，烦躁不安，渴喜冷饮，面色潮红，舌红而干，脉细数无力。

（2）亡阳证

［特点］阳气欲脱。

［病因病机］阳气衰微迅速亡失。

［主证］大汗淋漓，汗凉清稀，呼吸气微，肌肤凉，精神萎靡，口淡不渴，面色灰白，舌淡苔白润，脉微欲绝。

阴阳是概括疾病类别的纲领，又是八纲辨证的总纲，可概括其他3对纲领。

第八节　卫气营血辨证

卫气营血辨证是清代叶天士所倡导，用于外感温热

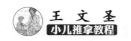

病的一种辨证方法。它是在伤寒六经辨证的基础上发展起来的，弥补了六经辨证的不足。卫气营血既是对温热病四类证候的概括，又代表温热病发展过程中浅、深、轻、重4个不同的阶段。具体称为"卫分证""气分证""营分证""血分证"。所谓"分"，即是指病变阶段。就其病变部位来说，卫分证主表，病在肺与皮毛；气分证主里，病在胸膈、肺、胃、肠、胆等脏腑；营分证是邪热入于心营，病在心与包络；血分证则热已深入肝肾，病在耗血、动血。

外感温热病多起于卫分，渐次传入气分、营分、血分，但这种规律并不是一成不变的。由于病邪类别及轻重的差异，以及患者体质强弱等不同，在临床亦有起病即从营分或气分开始，以里热偏盛为特点，而无卫分证候表现的；亦有热弥漫，不仅气分有热，而且营分或血分也有热，酿成气营燔或气血两燔；或卫分病不经过气分阶段，而直接传入营血，即所谓"逆传心包"的。

第六章　中医治疗的原则和方法

第一节　原则

一、预防原则

"治未病"的预防思想，强调"防范于未然"，包括"未病先防""既病防变""预后防发"3个方面的内容。

1. 未病先防

（1）调摄情志。

（2）坚持锻炼。

（3）未病先防顺应自然。

（4）生活起居有规律。

（5）防止邪气侵害。

2. 既病防变：既得之病，防止病情进一步恶化。

3. 预后防发

（1）早期诊治。

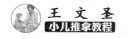
（2）注重疾病传变规律。

（3）控制传变。

二、治疗原则

治病求本是中医治疗疾病的根本原则。

治病求本含义：必须寻求疾病的本质，并针对本质治疗。

疾病的本质——病因病机或"证"，有什么样的病因病机就有什么样的"证"，所以也可以说，治疗时应先寻求病因病机或辨"证"，"证因"清楚了，治疗才会准确无误。在临床上，病因病机不清的疾病，疗效则比较差。

（一）扶正祛邪

1. 扶正祛邪的基本概念

（1）扶正的含义：是扶助机体的正气，增强体质，提高机体的抗邪抗病能力的一种治疗原则。

（2）祛邪的含义：是去除邪气，排除或消弱邪气侵袭和损害的一种治疗原则。

2. 扶正祛邪的临床实用

（1）单独扶正（虚则补之）

1）适应证：用于纯虚证、真虚假实证。

2）常用治法：补气法，补血法，滋阴法，补阳法等。

（2）单独祛邪（实则泻之）

1）适应证：用于纯实证、真实假虚证。

2）常用治法：活血化瘀，泻下（攻下），祛痰，消食导滞。

（3）扶正兼祛邪

1）适应症：虚中夹实证。

2）常用治法：健脾佐以消食，益气佐以活血，养血滋阴佐以通便。

（4）祛邪兼以扶正

1）适应证：实中夹虚证。

2）常用治法：清热泻下佐以养阴，消食佐以健脾等。

（5）先祛邪后扶正

适应证：虚实夹杂证（实重于虚），即以邪气盛为主，正气也虚，但仍可耐攻者。

（6）先扶正后祛邪

适应证：虚实夹杂证（虚重于实），即以正气虚为主，而邪气也盛，但尚不耐攻邪者，待正气恢复到一定程度再攻邪。

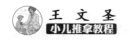

（二）治标与治本

标与本是相对而言的，标本关系常用来概括说明事物的现象与本质，在中医学中常用来概括病变过程中矛盾的主次先后关系。就邪正而言，正气为本，邪气为标；就病机与症状而言，病机为本，症状为标；就疾病先后而言，旧病、原发病为本，新病、继发病为标；就病位而言，脏腑精气病为本，肌表经络病为标等。

1. 缓则治本 缓则治其本，多用在病情缓和，病势迁延，暂无里急重病的情况。着眼于疾病本质治疗，或直接治疗原发病、宿疾。

2. 急则治标 病症急重时，则当先治急、治其标；有时标病虽不危急，但若不先治将影响本病整个治疗方案的实施时，也当先治其标病。如心脏病伴有感冒时，要先治感冒。

3. 标本兼治 标本并重；标本均不太急时，当标本兼治。如增水行舟，益气解表。

（三）正治与反治

1. 正治法（逆治法） 逆疾病性质而治的一种治疗法则。常用的有寒则热之，热则寒之，虚则补之，实则泻之。

（1）寒则热之：寒性病症用温热法（用温热药）治疗。

［常用法则］辛温解表——表寒症，温里散寒——里寒证。

［适应证］寒证。

（2）热则寒之：热性病症用寒凉法（寒凉药）治疗。

［常用法则］辛凉解表——表热证，清热泻火——里热证。

［适应证］热证。

（3）虚则补之：虚损病症（虚证）用补益法（补益药）治疗。

［常用法则］补气法、补血法、补阴法、补阳法、滋阴温阳、补益气血。

［适应证］多种，如气虚证、血虚证、阴虚证、阳虚证、阴阳两虚证、气血两虚症。

（4）实则泻之：实性病症（实证）用攻邪泻实法（祛邪药）治疗。

［常用法则］清热法、泻下法、攻下法、消食导滞法、祛痰法、祛湿法。

［适应证］各种实证，如实热证、饮食积滞、痰证、湿证、阳明腹实证。

2. 反治法 是指顺从病症的外在假象而治的一种治

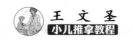

疗原则。由于采用的方药性质与病证中假象的性质相同，故又称"从治"。

反治适用于疾病的征象与其本质不完全吻合的病证。但究其实质，用药虽然是顺从病证的假象，却是逆反病证的本质，故依然是针对疾病的本质而进行的治疗。

反治法主要包括以下几种。

（1）热因热用：即以热治热，是指用热性药物来治疗具有假热征象的真寒假热证。

（2）寒因寒用：即以寒治寒，是指用寒性药物来治疗具有假寒征象的真热假寒症。

（3）塞因塞用：即以补开塞，是指用补益药物来治疗具有闭塞不通症状的间虚假实证。

（4）通因通用：即以通治通，是指用通利的药物来治疗具有通泻症状的真实假虚证。如瘀血性崩漏、热结旁流、食积性腹泻。

（四）三因制宜

1. **因时制宜**　根据时令气候节律特点，来制定适宜的治疗原则，称为"因时制宜"。

2. **因地制宜**　根据不同的地域环境特点，来制定适宜的治疗原则，称为"因地制宜"。

3. **因人制宜**　根据患者的年龄、性别、体质等不同特点，来制定适宜的治疗原则，称为"因人制宜"。

（1）年龄：年龄不同，则生理功能、病理反应各异，治宜区别对待。如小儿发病则易寒易热，易虚易实，病情变化比较快。治疗小儿疾病，药量宜轻，疗程多宜短，忌用峻药。

（2）体质：男、女性别不同，各有其生理、病理特点，治疗用药亦当有别。

（3）体质：因先天禀赋与后天环境的不同，个体体质存在差异，一方面，不同体质有着不同的病邪易感性；另一方面，患病之后，由于机体的体质差异与反应性不同，病证就有寒热虚实之别或"从化"的倾向。

因而治法方药也应有所不同：偏阳盛或阴虚之体，当慎用温热之剂；偏阴盛或阳虚之体，当慎用寒凉之品；体质壮实者，攻伐之药量可稍重；体质偏弱者，则应采用补益之剂。

（五）调整阴阳

阴阳失去平衡协调是疾病的基本病机，对此加以调治即为调整阴阳。

调整阴阳，即指纠正疾病过程中机体阴阳的偏盛偏衰，损其有余，补其不足，恢复人体阴阳的相对平衡。

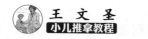

1. **损其有余**　主要是针对阴阳偏盛，即阴或阳的一方过盛有余的病证。

2. **补其不足**　补其偏衰，主要是针对阳或阴的一方甚至双方虚损不足的病证。

第七章　小儿推拿基本常识

第一节　基本知识

一、推拿前准备

推拿前准备是指推拿施术之前所应当完成的各项准备工作，主要有以下几个方面。

（1）医师应修剪指甲，长短适度，以免操作时损伤患儿皮肤。

（2）医师应保持两手清洁，并使双手温度适当，尤其是在寒冷的季节，医师的双手要保持一定的温度才可以为患儿推拿，否则可能引起患儿的不适，进而拒绝接受治疗。

（3）根据患儿的不同情况选备介质。小儿推拿中常用的介质主要有滑石粉、葱姜水、薄荷水、芝麻油、鸡蛋清等。

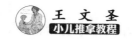

二、小儿推拿注意事项

医师在治疗操作过程中有以下几个方面要加以注意。

（1）医师态度要和蔼、耐心，操作细心。

（2）治疗室内要保持一定的温度，不可过凉或过热，空气要新鲜。

（3）辨证要准确，选穴要恰当，手法要精确细致。

（4）治疗时要尽量保持患儿安静，在利于手法操作的前提下应让患儿体位尽可能舒适。

（5）患儿进食后不宜马上推拿腹部。推拿后30分钟内也不宜进食，应尽量让患儿充分休息。

（6）推拿后应避风，特别是应用汗法以后，以免推拿治疗后复感外邪。

（7）有皮肤破损时不宜用手法。

（8）对肠套叠、肠梗阻等急腹症的后期，以及肠炎等疾病怀疑有肠坏死者，腹部严禁施用重手法。

三、小儿推拿禁忌

（1）皮肤有烧伤、烫伤、擦伤、裂伤及有疮疖等，局部不宜按摩。

（2）某些急性感染性疾病，如手足口病、疱疹性咽峡炎、猩红热、喉炎、流行性感冒、川崎病、蜂窝织炎、结核、骨髓炎、丹毒等。

（3）各种恶性肿瘤、骨折、脱位等。

（4）推拿为治疗疾病的一种手段，危重患者应在配合其他治疗的同时，进行推拿治疗。

四、推拿操作顺序

推拿时根据处方，按顺序依次操作，以免动作零乱，遗漏穴位或推拿手法。推拿顺序一般有 3 种，可根据具体情况灵活选用。

常用的操作顺序有：①先上肢、后头面，后躯干，后腰背，后下肢。②先主穴，后配穴。③先刺激小儿特定穴，后刺激十四经穴，或经外奇穴，或阿是穴。

除特殊需要外，一般选择上述 3 种顺序中的一种即可。无论选用哪种顺序，不管是主穴、配穴，建议运用掐、拿、捏等强刺激性手法时均应最后操作，以免患儿哭闹，影响操作顺利进行和治疗效果。

推拿时，精力要集中，手法要适度。开始手法不宜过重，应轻快柔和、平稳着实、由浅入深，以便使患儿逐步适应。在推拿穴位的操作过程中，一般对上肢穴位按先左后右的顺序进行操作。

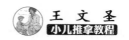
五、患儿体位

张席珍流派一般推拿时以操作上肢为主，患儿取坐位。

六、小儿推拿介质

张席珍流派推拿一般不需要任何介质，仅凭推拿手法刺激特定穴位即可达到治疗效果。

第二节　手法补泻

一、力度

推拿操作中，手法用力的强弱不同，其补泻作用也不相同，常以轻为补、重为泻。如掐法通常作为泻法。关于力的轻重大小，很难量化界定，需在不断的实践中去掌握和感悟，"意在力先""力有穷尽而意无穷时"，要随患儿身体强弱、肥瘦而变化。

二、速度

在使用手法时，常以手法快疾者为泻，缓慢者为补。如直推较快，每分钟250~300次；旋推较慢，每分钟 150~200 次；指摩较轻快，掌摩较缓慢。《厘正按摩要术》说："急摩为泻，缓摩为补"。

三、方向

1. **旋推为补，直推为泻** 在五指罗纹面之脾土、肝木、心火、肺金、肾水等穴，有些流派用旋推法为补，用直推法为清，必要时也可借鉴，以提高疗效。如《按摩经》中指出："曲指左转为补、直推之为清"。

2. **以顺为补，以逆为泻** 是指顺经或顺时针方向为补，逆经或逆时针方向为泻（此说仅供参考，临床中不限）。如摩腹，腹泻用逆摩、便秘用顺摩。

3. **循经分补泻** 是指手法操作的方向，如果循经脉气血运行的方向推动，则多体现出补的作用；如果逆经脉气血运行的方向推动，则多体现出泻的作用。

第三节　小儿推拿手法

小儿推拿手法要求："持久、有力、均匀渗透，轻快柔和、平衡着实"；轻而不浮、快而不乱、慢而不断、重而不滞。

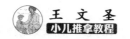

一、按法

1. 操作方法 用手指或手掌掌根按压一定部位或穴位，逐渐用力按压，按而留之，称为按法。小儿推拿常用拇指指端、罗纹面或中指指端、手掌按压。忌用肘压法。

2. 操作要领

（1）拇指按：按压时握拳，并伸直拇指，用拇指指端或罗纹面按压。忌用双拇指重叠按法。

（2）中指按：按压时握拳，并伸直中指，用中指指端按压。

（3）掌按：按压时腕关节背屈，用右手掌心按压。忌用双掌重叠按法。

3. 临床运用 按法是一种刺激较强的手法，也是用于穴位和经筋的常用手法。常与揉法结合应用，组成"按揉"复合手法。指按适用于全身穴位，如按丰隆、按揉脊柱。中指按天突时应随小儿呼吸出入，用以刺激、催吐、利尿。指按为"以指代针"之法。掌按常用于胸背部。

按法还常和拨法结合应用，组成按拨法，常用于肌腱、经筋，以理筋通络。掌按法多用于背脊，有整复关节的作用；按压时切忌用力过猛。

二、推法

推法包括直推、旋推、分推、合推、推运 5 种。

1. 直推法

（1）操作方法：用拇指桡侧缘或罗纹面，或示指、中指罗纹面在穴位上做单方向的直线的推动，称为推法。

（2）操作要领：①手握拳并伸直拇指，或伸直示指、中指。②肩关节、肘关节、腕关节放松，用拇指做直推法主要靠拇指的内收和外展活动，用示指、中指做直推法主要靠肘关节的屈伸活动。③直推可根据需要用双手或单手，可向上、向下推动，但无论何方向都行似直线。④直推用力较揉法轻，是在表皮进行操作，不要推挤皮下组织。⑤直推的速度为每分钟 250～300 次。⑥直推法和其他几种推法，在施术时均应用指蘸取药汁，蘸取药汁时要干湿得宜，过干或过湿均为不宜。

（3）临床运用：直推法是小儿推拿常用的手法，常用于"线（带）状"穴，如"开天门""推天柱骨""推大肠""补三关"等。具有通散之功。

在成人推拿中也有手掌用力做直线的手法，但用力较沉、较重，速度较缓。

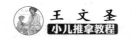
2. 旋推法

（1）操作方法：用右手拇指罗纹面在穴位上做顺时针方向的旋转推摩，称旋推法。

（2）操作要领：旋推法，犹如用单指在皮表做摩法，不得带动皮下组织。速度较直推法缓慢，每分钟150~200次。推时仅靠拇指小幅度运动。

（3）临床运用：旋推法主要用于手部"点（面）状"穴，如旋推脾经、肺经、肾经等，能通达脏腑。

3. 分推法

（1）操作方法：用双手拇指桡侧缘或罗纹面，或用双手示指做分向推动，称分推法，又称分法。

（2）操作要领：向两旁分推时，动作宜轻快，不要重推，也不要重按。向两旁分推时，既可横如直线，也可弯曲如弧线。向两旁分推如直线时速度宜较快，幅度较小，每分钟250~300次；分推如弧线时，幅度较大，每分钟约200次。

在成人推拿中也有以双掌在上、腰背做分向推的分推法，但用力较沉、较重，速度较缓。

（3）临床运用：本法轻快柔和，能通利气血，适用于坎宫、大横纹、璇玑、腹、肺俞等，因向左右分向推动，故这几种操作又分别称为分推额阴阳、分推手阴阳、分推胸阴阳、分推腹阴阳、分推背阴阳。

4. 合推法

（1）操作方法：用双手拇指罗纹面自穴位两旁向中间推动合拢，称为合推法，又称合法、和法。

（2）操作要领：该动作恰与分推法相反，不同的是仅有横向合推，无弧形合推。合推法动作幅度较小，推时不要向中间挤拢皮肤。

（3）临床应用：本法临床应用较少，仅用于合推大横纹，能调理气血。因从左、右两侧向中间合拢推动，故又称"合阴阳"，可以通和阴阳。

5. 推运法

（1）操作方法：用拇指罗纹面或中指罗纹面，由此穴向彼穴或在穴位上做弧形或环形推动。因本法原为"运法"之一种，是用指进行推动，故又称指运法。

（2）操作要领：做推运法时，宜轻不宜重，是在表皮进行，不带动皮下组织。②推运法宜缓不宜急，每分钟 80~120 次。

（3）临床运用：推运法有"往耳转为泻，往眼转为补"之说，如运太阳，有"左运止吐，右运止泻"之说；如运内劳宫，有"左运汗，右运凉"之说。具有疏通气血之功。

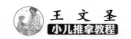

三、捏法

用手指捏拿肌肤，称捏法。

1. 操作方法

（1）三指捏法：用拇指桡侧缘顶住皮肤，示、中两指前按，三指同时用力提拿肌肤。双手交替捻动向前推行。这一种捏法是小儿推拿常用的方法。古称为拈法，早在晋代葛洪的《肘后备急方》中就有"拈取其脊骨皮"的说法，在民间该法又俗称翻皮肤。

（2）二指捏法：捏脊时示指屈曲，用示指中节桡侧缘顶住皮肤，拇指前按，两指同时用力提拿肌肤，双手交替捻动向前推行。

2. 操作要领

（1）捏拿肌肤不宜过多，也不宜过少。过多则不易向前推动，过少则皮肤较痛，且容易滑脱。

（2）捏拿时手法不宜过重，也不宜过轻。过重则手法欠灵活，过轻则不易"得气"。

（3）捏拿时不要拧转肌肤。

（4）操作时，当先捏肌肤，再提动，再推进，动作要协调。

3. 临床运用　捏法主要用于背脊部，故称为捏脊。

又因主治疳积，所以又称为捏积。

该法能够通调脏腑、强健身体和防治多种病证，因而作为一种疗法已广泛应用。通常在应用时是由下向上而行。先捏脊 3 遍，第 4 遍要行捏三提一法，即每捏 3 次，向上提拿 1 次，最后按捏相应背腧穴。捏法现在也被成人推拿采用，用于治疗内、妇科病证，通常也是由下而上行，但在治疗高血压时则由上而下操作。

四、揉法

1. **操作方法**　用手掌大鱼际、掌根部分或手指罗纹面部分，吸定于一定穴位上，轻柔缓和回旋地揉动，称为揉法。

（1）鱼际揉：用手掌大鱼际揉。

（2）掌根揉：用掌根揉。

（3）指揉：用手指揉。

2. **操作要领**　手腕放松，以腕关节连动前臂一起做回旋活动。腕部活动幅度可逐步变大，动作要轻柔，一般速度为每分钟 120~160 次为宜。

3. **临床运用**　本法轻柔缓和，刺激量小，适用于全身各部，常用于穴位和经筋处。多用于脘腹胀痛、胸闷胁痛、便秘及泄泻等肠胃道疾病，以及因外伤引起的红

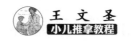

肿疼痛等症，具有宽胸理气、通调经脉、活血祛瘀、消肿止痛等作用。

鱼际揉常用于面部；单指揉常用于全身各穴位，双指揉和三指揉常用于胸、腹、腰、背部，如揉乳根、乳旁、肺俞（双）、肾俞（双）、脐及天枢（双）等处；掌揉常用于脘腹，如揉中脘、揉脐。

五、摩法

1. **操作方法**　用手掌掌面附着于穴位或特定部位轻触环形抚摩。

2. **操作要领**　肘关节微屈，腕部放松，指掌自然伸直。指掌着力部要随着腕关节连同前臂做回旋活动，用劲要自然。摩动时要缓和协调。每分钟速度约为 120 次。指摩稍轻快，掌摩稍重缓。

3. **临床运用**　本法刺激轻柔缓和，是胸腹、胁肋等穴位常用的手法，用以治疗脘腹疼痛、积腹满、气滞及胸胁闷胀等症，具有和中理气、消积导滞、通调肠胃的功能。应用时可配合药物进行药摩。此外，还用于腰背及肌肉肿胀处，以消肿止痛。

六、拿法

1. 操作方法 用拇指和示、中两指，或用拇指和其余四指做对称用力，提拿一定穴位和经络，进行一紧一松的拿捏，称为拿法；或用中指指端扣拨某穴位，或用双手拇指指端对称用力按压某部位，或用一手拇指、示指指端对称用力按压某部位的方法亦称拿法。

2. 操作要领 拿法动作要缓和有连贯性，不要断断续续。操作时用力要由轻到重，不可突然用力。

3. 临床运用 拿法刺激较强，常配合其他手法使用于颈项、肩部、四肢和肌肉较丰满的穴位及经筋处。多用于治疗发汗解表、止惊定神，如治疗风寒感冒、惊风等。常用的有拿肩井、拿风池、拿委中、拿承山等。此外，还有益神通散的作用。

七、搓法

1. 操作方法 用双手挟住患者肢体或其他部位，相对用力快速搓，称为搓法。

2. 操作要领 操作时，双掌相对用力，前后交替搓动。即双手掌先挟持，后揉搓。

3. 临床应用 腰背、胁肋常用搓摩法，肩周常用搓

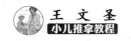

揉法，四肢常用搓转法，具有调和气血、疏通脉络、放松肌肉的作用。

八、擦法

1. 操作方法

（1）掌擦法：用掌面进行操作。

（2）鱼际擦法：用鱼际进行操作。

（3）指擦法：用手指罗纹面进行操作。

2. 操作要领

（1）擦时不论是上下方向或左右方向，都应直线往返，不可歪斜，往返距离要长。

（2）着力部位要紧贴皮肤，但不要硬用压力，以免擦破皮肤。

（3）用力要稳，动作要均匀连续，呼吸自然、不可进气。

3. 临床运用

擦法是一种柔和温热的刺激，是用于皮部的常用手法。具有温经通络、行气活血、消肿止痛、健脾和胃等功效，能提高局部体温、扩张血管、加速血液和淋巴液循环。其中，掌擦法的温热度较低，多用于胸胁及腹部，如脾胃虚寒引起的脘腹疼痛及消化不良等症；小鱼际擦法的温热度较高，多用于肩颈、腰臀及下肢部，常用于风湿酸痛、肢体麻木、伤筋等；大鱼际擦法的温热度中等，在胸腹、腰背、四肢等处均可应用，适宜于治疗外伤红肿、疼痛剧烈等。3种方法可以配合变化使用，不必拘泥。

三指擦法是小儿推拿根据内功推拿中的掌擦法而变通出的一种手法。掌擦法在成人推拿中多用于胸背，且横向操作。而小儿体格弱小，用擦法则不便，改用三指擦法纵向操作，既便于临床应用，又不失其效，如擦膻中、擦肺俞。

擦法使用时要注意：①治疗部位要暴露，必要时可涂抹润滑的介质，防止破损皮肤。②擦法使用后，不要在该部位使用其他手法，否则容易擦破皮肤。所以，一般在治疗结束前使用擦法。

九、捣法

1. **操作方法**　用中指指端或中指中节有节奏地叩击穴位，称捣法。

2. **操作要领**

（1）半握拳，用中指第二节或用中指顶端在穴位上频频捣之。

（2）捣击时肩关节、肘关节放松，以腕关节活动

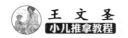

为主。

（3）捣击时穴位应准确，用力要均匀一致。

（4）每分钟150~300次。

3. 临床运用　捣法主要用于小天心穴上，且操作时间可以相对较长。

第八章　小儿推拿常用穴位

第一节　上肢穴位

1. 脾经穴

[定位] 拇指末节罗纹面或拇指桡侧缘，由指尖至指根成一条直线。

[操作] 循拇指桡侧缘由指尖向指根向心方向直推为补，反方向为清。

[次数] 推 300～500 次。

[功效] 补脾经穴：健脾胃、补气血。清脾经穴：清热利湿、化痰止呕。

[主治] 体质虚弱、食欲缺乏、肌肉消瘦、呕吐、腹泻、便秘、痢疾、黄疸、痰饮、咳嗽、便血、斑、疹、痧证隐出不透者。

[临床应用] 补脾经穴能健脾胃，补气血。用于脾胃虚弱，气血不足引起的食欲缺乏、肌肉消瘦、消化不良

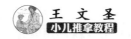

等症。清脾经穴能清热利湿，化痰止咳。用于湿热熏蒸，皮肤发黄、恶心呕吐、腹泻痢疾等症。

2. 肝经穴

［定位］示指末节罗纹面或示指掌面，由指尖至指根成一直线。

［操作］由示指指根离心方向推至示指指尖为清肝经穴，反之为补肝经穴。临床一般肝经多清少补。

［次数］推 300～500 次。

［功效］清肝经穴：平肝泻火、熄风镇惊、解郁除烦。

［主治］目赤、惊风、烦躁不安、五心烦热、口苦、咽干、头痛、头晕、耳鸣。

［临床应用］清肝经穴能平肝泻火，熄风镇惊，解郁除烦。常用于惊风、抽搐、烦躁不安、五心烦热等症。

3. 心经穴

［定位］中指末节罗纹面或中指掌面，由指尖至指根成一直线。

［操作］由中指指根离心方向推至指尖为清心经穴，反之为补心经穴。

［次数］推 300～500 次。

［功效］清心经穴：清热泻火、养心安神。

［主治］身热无汗、高热神昏、惊惕不安、五心烦热、口舌生疮、小便赤涩、目赤、心血不足、夜啼。

［临床应用］清心经穴能清热、退心火。常用于心火旺盛而引起的高热神昏、面赤口疮、小便短赤等，多与天河水、清小肠经穴等合用。

4. 肺经穴

［定位］环指末节罗纹面或掌面指根向环指指尖成一条线。

［操作］由环指指根离心方向推至环指指尖为清肺经穴，反之为补肺经穴。

［次数］推300~500次。

［功效］补肺经穴：补益肺气；清肺经穴：宣肺清热，疏风解表，化痰止咳。

［临床应用］补肺经穴能补益肺气，用于治疗肺虚咳喘、虚汗怕冷等肺虚寒证。清肺经穴能宣肺清热，疏风解表，止咳化痰。常用于感冒、咳嗽、咳喘、痰鸣等肺经实热之症。

5. 肾经穴

［定位］小指末节罗纹面或小指掌面，由指尖至指根成一直线。

［操作］由小指指根离心方向推至小指指尖为补肾

阳，由小指指尖向心方向推至小指指根为补肾阴。

［次数］推 300～500 次。

［功效］补肾阳可补一身真阳元阳，补肾阴可补一身真阴元阴。

［主治］遗尿、盗汗、脱肛、便秘、腹泻、喘息、解颅、小便赤涩、先天不足、久病体虚等症。

6. 大肠经穴

［定位］示指桡侧指端到虎口成一直线。

［操作］向心推为补，称补大肠经穴；离心推为泻，称清大肠经穴。

［次数］推 300～500 次。

［功效］补大肠经穴：涩肠固脱，温中止泻。清大肠经穴：清利肠腑，除湿热，导积滞。

［主治］脱肛、便秘、腹泻、腹痛。

［临床应用］补大肠经穴，可以涩肠固脱，温中止泻。常用于虚寒性的腹泻、腹痛、脱肛等症。而清大肠经穴可以清利肠腑，除湿热，导积滞。常用于湿热腹泻，饮食积滞，赤白痢下，便秘等症。

7. 小肠经穴

［定位］小指尺侧指根到指端成一条直线。

［操作］向心推称补膀胱经穴，离心推称清小肠

经穴。

［次数］推 300~500 次。

［功效］补膀胱经穴：缩尿止遗，清小肠经穴：利尿止泻。

［主治］遗尿、尿频、腹泻、癃闭、口舌生疮。

［临床应用］清小肠经穴可以清利下焦湿热，分别清浊，是利尿的要穴，多用于小便短涩热痛、水泻等症，多配合清心经穴等。而补膀胱经穴能温补膀胱，用于治疗下焦虚寒，多尿，遗尿等症。

8. 肾顶

［定位］小指顶端。

［操作］用指端揉，称揉肾顶。

［次数］揉 100~500 次。

［功效］收敛元气，固表止汗。

［主治］止汗（汗症）、解颅（脑积水）、鞘膜积液。

［临床应用］揉肾顶可以收敛元气，固表止汗。常配合补脾经、揉二马等，治疗自汗、盗汗、大汗淋漓、脑积水等症。

9. 四横纹

［定位］手掌面示指、中指、环指、小指近端指间关节横纹处。

［操作］拇指甲掐，称掐四横纹；四指并拢，自示指中节横纹处推向小指中节横纹，称推四横纹；用中指端揉，称揉四横纹。

［次数］掐 3~5 次，推 100~500 次。

［功效］退热除烦，散瘀结，调中除胀，行气和血。

［主治］气血不和，腹痛、腹胀、烦躁、疳积、消化不良、口唇破裂。

［临床应用］掐揉四横纹和推四横纹都可以退热除烦、散瘀结、调中除胀、行气和血，常与补脾经、揉中脘、运内八卦等合用。治疗腹胀、口唇肿胀、疳积、消化不良等症，此穴的名称定位及功效在各流派间尚未形成共识。

10. 小横纹

［定位］手掌面示指、中指、环指、小指掌指关节横纹处。

［操作］拇指甲掐，称掐小横纹；拇指侧推，称推小横纹。

［次数］掐 3~5 次，推 100~200 次。

［主治］腹胀、烦躁、疳积、消化不良、口唇破裂、口疮、咳嗽。

［临床应用］掐小横纹和推小横纹，主要用于脾胃热

结，口唇破烂以及腹胀、烦躁等症，多与掐揉四横纹、揉二马等配合应用。此外，推小横纹对肺部的干性啰音有较好的消退作用，可用于支气管炎及哮喘等症。

［注意事项］推小横纹配合揉二马能加强治疗喘咳、百日咳等症的疗效，此穴的名称、定位及功效在各流派间尚未形成共识。

11. 掌小横纹

［定位］手掌面小指根下尺侧纹头处。

［操作］用指端揉，称揉掌小横纹。

［次数］揉 100~300 次。

［功效］清热散结、宣肺化痰、镇静安神。

［主治］口舌生疮、唇肿、腹胀、咳喘、肺炎、百日咳、流涎。

［临床应用］揉掌小横纹主要用于咳喘、肺炎、百日咳等，常与擦肺俞、清肺经穴等合用。

注意事项：揉掌小横纹配合揉二马能加强治疗咳喘、百日咳等症的疗效。此穴的名称定位及功效在各流派间尚未形成共识。

12. 内劳宫

［定位］手掌面拳心正中（握拳中指与无名指与掌心交汇处）。

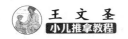

［操作］以拇指端或中指端揉称揉内劳宫。

［次数］揉100~300次。

［功效］清热除烦，清心、肾两经虚热。

［主治］口舌生疮、发热，心、肾两经虚热。

［临床应用］揉内劳宫常用于治疗心经有热所导致的口舌生疮、发热、烦渴等症，常与清小肠经穴、清心经穴等同用。

13. 小天心

［定位］手掌面大、小鱼际交接处。

［操作］用中指端揉，称揉小天心；以拇指指甲掐，称掐小天心；用中指尖或屈曲的指尖关节捣，称捣小天心。

［次数］揉100~200次，掐3~5次，捣10~50次。

［功效］清热、镇惊、利尿、明目。

［主治］惊风、抽搐、口疮、目赤痛、夜啼、小便短赤。

［临床应用］捣小天心能镇惊安神，多用于治疗惊风、抽搐、惊惕不安等症。多配合开天门、掐人中等同用。揉小天心能治疗目赤痛、夜啼、小便短赤。

14. 内八卦

［定位］手掌面以掌心内劳宫为圆心，以内劳宫到中

指指根中、外 1/3 交界处为半径作圆周上的 8 个宫。以左手为准，从小鱼际起按顺时针排列依次为乾、坎、艮、震、巽、离、坤、兑。

［操作］用拇指面运，以左手为准，从乾开始经坎、艮、震、巽、离、坤、兑顺时针为顺运内八卦；从艮经坎、乾、兑、坤、离、巽、震为逆运内八卦。

［次数］揉 100~500 次。

［功效］顺运内八卦可补一身之阳，散一身之寒；逆运内八卦可补一身之阴，清一身之热。

［主治］胸闷不利、气闷不舒、疳积、消化不良、腹胀、喘咳、腹痛、呕吐。

［临床应用］运内八卦善于调理气机，常与推脾经、揉板门等合用，治疗消化系统及呼吸系统的多种疾病，顺运内八卦偏于温，逆运内八卦偏于凉，临床各宫顺、逆揉又可治疗各宫所属脏腑寒热虚实之病。此穴位功效各流派间尚未形成共识。

15. 总筋

［定位］手掌面腕掌关节横纹正中处。

［操作］用指端揉或掐，称掐总筋或揉总筋。

［次数］揉 3~5 分钟，掐数次。

［功效］既可滋阴清热，又可通调周身气机。

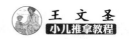

［主治］惊风、抽搐、口疮、齿龈糜烂、虚烦内热。

［临床应用］清心热，散结止痉，通调周身气机。常用于治疗口疮、齿龈糜烂、虚烦内热，多配合揉内劳宫、清六腑等。掐总筋常用于治疗惊风、夜啼、抽搐，多与捣小天心、开天门等合用。操作时手法宜快，并稍用力。

16. 端正

［定位］中指爪甲根部距爪甲角1分许，左右各一。桡侧为左端正，尺侧为右端正。

［操作］指端揉，称揉端正。

［次数］揉100~500次。

［功效］左端正升阳止泻，右端正降逆止呕。

［主治］呕吐、腹泻、斜视、惊风、抽搐、鼻出血。

［临床应用］揉右端正可以降逆止呕，用于胃气上逆引起的呕吐等症；揉左端正可以提升中气，用于腹泻、痢疾等症；左、右端正同时掐，常用于小儿惊风、抽搐等。

17. 二马

［定位］手背无名指及小指掌指关节后凹陷中。

［操作］用指端揉或按，称揉二马或按二人上马。

［次数］按1~3分钟或揉100~300次。

［功效］滋阴补肾，补肾壮阳。

　［主治］阴阳失调所致咳嗽、腹泻。此穴位功效在各流派间尚未形成共识。

18. 二扇门

　［定位］中指根部指两侧，左、右各一。

　［操作］拇指甲掐，称掐二扇门；拇指偏锋按揉，称揉二扇门。

　［次数］揉 100~300 次。

　［功效］发汗透表，退热平喘。

　［主治］发热无汗、感冒、喘。

　［临床应用］掐揉二扇门能发汗透表，退热平喘，是发汗要穴，操作时宜用力稍大，多用于发热无汗、感冒等，常入天门、推坎宫等共同应用。

19. 外劳宫

　［定位］手背正中与内劳宫相对。

　［操作］用指端掐或揉，称掐外劳宫或揉外劳宫。

　［次数］揉 3~5 分钟。

　［功效］温阳散寒，升阳举陷，发汗解表。

　［主治］寒症之感冒、咳嗽、喘促、腹胀、腹痛、腹泻、脱肛、遗尿。

　［临床应用］本穴性温，能散寒解表，并能升阳举陷，主治一切寒症，如感冒、咳嗽、喘促、腹胀、腹痛、

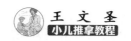
腹泻、脱肛、遗尿等。

20. 一窝风

［定位］手背腕关节横纹正中凹陷处。

［操作］用指端揉，称揉一窝风。

［次数］揉200~500次。

［功效］去风解表、行气、清热散寒、止痛、利关节。

［主治］头痛、风寒感冒、风热感冒、鼻塞、汗症等。

［临床应用］本穴偏于疏风解表，常配合外劳宫、内劳宫治疗风寒感冒、风热感冒。

21. 膊阳池

［定位］前臂背侧一窝风上3寸。

［操作］用指端揉，称揉膊阳池。

［次数］揉5~10分钟。

［功效］通大便，利小便，止头痛。

［主治］小便短赤、便秘、感冒、头痛。

［临床应用］揉膊阳池能通大便，利小便，止头痛，对小便短赤、便秘、感冒、头痛，均有较好的疗效。

注意事项：本穴有良好的通便作用，久揉通大便，所以大便滑泻者禁用。

22. 三关

［定位］前臂桡侧腕横纹至肘横纹成一直线。

［操作］由腕向肘方向直推，称补三关。

［次数］100～500 次。

［功效］温阳散寒、发汗解表、补气行气。

［主治］气血虚弱、阳气不足、四肢厥冷、疳积、吐泻、风寒感冒、腹痛、疹出不畅。

［临床应用］补三关能发汗解表、温阳散寒、补气行气，善治一切虚寒之症。

23. 六腑

［定位］前臂尺侧腕横纹至肘横纹成一直线。

［操作］由肘向腕方向直推，称清六腑。

［次数］100～500 次。

［功效］清热、凉血、解毒。

［主治］脏腑郁热、壮热烦渴、疹腮肿毒、汗证、咽痛。

［临床应用］清六腑用于清热、凉血、解毒，用于一切实热之症，清热之力较强。

［注意事项］六腑穴性属大寒，对一切寒症慎用。

24. 天河水

［定位］前臂内侧正中腕横纹至肘横纹成一直线。

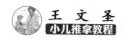
［操作］由腕向肘方向直推，称清天河水，反方向为取天河水。

［次数］100~500次。

［功效］清天河水：解表退热，取天河水：清热解表。

［主治］五心烦热、口燥咽干、口舌生疮、弄舌、夜啼、感冒发热、头痛、咽痛。

［临床应用］取天河水性凉，可治疗五心烦热，口燥咽干、口舌生疮、弄舌、夜啼、感冒发热、头痛、咽痛等多种疾病。此穴位清、取之功效在各流派间尚未形成共识。

25. 胃经穴

［定位］大鱼际桡侧赤白肉际，从掌根至拇指根部。

［操作］用拇指或中指从掌根推至拇指根部，称清胃经穴。

［次数］100次。

［主治］呕吐、呃逆、出血。

［临床应用］清中焦湿热、和胃降逆、泻胃火、除烦止渴，亦可用于胃火上亢引起的出血等，多与清六腑合用。此穴位的部位、操作方法在各流派间尚未形成共识。

26. 板门

[定位] 手掌大鱼际平面高点处取穴。

[操作] 用拇指揉大鱼际平面，称揉板门；用拇指桡侧从拇指根推向腕横纹，称板门推向横纹，反之称横纹推向板门。

[次数] 100~300 次。

[主治] 积食、腹胀、食欲缺乏、呕吐、腹泻、气喘、嗳气。

[临床应用] 揉板门能健脾和胃、消食化滞、通达上下之气，常用于乳时停积、食欲缺乏、腹泻、呕吐等症，多与推脾经、运八卦等合用；板门推向横纹，止泻；横纹推向板门，止呕。此穴位的部位、操作方法在各流派间尚未形成共识。

27. 大横纹（手阴阳）

[定位] 手掌面腕掌关节横纹处；拇指侧为阳池，小指侧为阴池。

[操作] 总筋向两旁推为分推大横纹，简称分阴阳；两侧向总筋合推为合推大横纹，又称合阴阳。

[次数] 50 次。

[功效] 分阴阳：平衡阴阳，调和气血，行滞消食。合阴阳：行气散结。

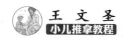
［主治］惊风、夜啼、抽搐、口疮、齿龈糜烂、虚烦内热。

［临床应用］分阴阳多用于阴阳不调所致寒热往来，烦躁不安及乳食停滞、腹胀、腹泻、呕吐等症。如实热证重分阴池，虚寒症重分阳池。合阴阳多用于痰结喘嗽、胸闷等症，与肾经、肺经、天河水同用。

28. 五指节

［定位］手背面五指近端第一指间关节横纹处。

［操作］用拇指甲掐，称掐五指节，或用拇指、示指揉，称揉五指节。

［次数］掐5次，揉50次。

［功效］疏肝和血、安神镇惊、祛风痰、通关窍。

［主治］惊风、抽搐、胸膈不利、气闷不舒、痰喘、惊惕不安。此穴位功效、部位在各流派间尚未形成共识。

［临床应用］掐揉五指节常配合清肝经穴、捣小天心等治疗惊风、抽搐。与擦肺俞、擦膻中等合用治疗胸膈不利、气闷不舒、痰喘。搓揉五指节还可用于指间关节屈伸不利。

29. 威灵

［定位］手背第二、第三掌骨缝间。

［操作］用拇指甲掐，称掐威灵。

［次数］掐3~5次。

［功效］开窍醒神。

［主治］惊风、痰喘、久咳。

［临床应用］掐威灵有开窍醒神、化痰止咳的作用。主要用于急惊神昏、肺虚久咳。

30. 精宁

［定位］掌背第四、第五掌骨缝间。

［操作］用拇指甲掐，称掐精宁。

［次数］掐3~5次。

［功效］行气，破结，化痰。

［主治］疳积、喘促、痰鸣、干呕、惊风、咽喉肿痛。

［临床应用］掐精宁能清心开窍、定惊、化痰止咳。用于喘促、干呕、疳积等症。本法于体虚者慎用，如必须应用时则多与补脾经、补三关、捏脊等同用，以免克削太甚，元气受损。

用于急惊昏厥时，本法多与掐威灵配合，能加强开窍醒神的作用。掐后继用拇指按揉数次，以和血顺气。

31. 外八卦

［定位］掌背外劳宫周围，与内八卦相对。

［操作］用运法称运外八卦。

［次数］100~200次。

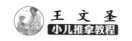

　［功效］运外八卦通滞散结，解表固表。

　［主治］胸闷、腹胀、便结、表症、虚症等。此穴位功效在各流派间尚未形成共识。

32. 合谷

　［定位］手背，第一、第二掌骨间，第二掌骨桡侧中点处。

　［操作］用指端揉或掐。

　［次数］揉 1~5 分钟，掐 15 次。

　［功效］祛风解表、镇静止痛。

　［主治］感冒、头痛、牙痛、口眼歪斜、目赤、肿痛。

33. 曲池

　［定位］屈肘成直角，肘横纹外侧端与肱骨外上髁连线的中点。

　［操作］按揉。

　［次数］按揉 1 分钟。

　［功效］疏通经络、清热泻火。

　［主治］肘关节疼痛，发热、咽喉肿痛等。

34. 列缺

　［定位］桡骨茎突上方。

　［操作］用指端掐。

　［次数］掐 10 次。

［功效］发汗解表、镇痛开窍。

［主治］感冒无汗、头痛、头晕、项强、目赤肿痛、牙痛。

［临床应用］主要用于配合治疗咳嗽、气喘、头痛等病症。

第二节　头面部穴位

1. 天门

［定位］两眉之间向上至前发际成一条直线。

［操作］两拇指交替由下向上直推，称为开天门。

［功效］疏风解表，开窍醒脑，镇静安神。

［主治］外感表证，发热、恶寒、无汗、头痛、夜啼、惊风、屈光不正、眼睑下垂。

［临床应用］开天门用于外感发热、头痛等症，与推坎宫、揉太阳、揉耳后高骨合称为头面部表症四大手法；若惊啼不安、烦躁不宁则多与清肝经穴、按揉百会等合用。

2. 坎宫

［定位］由眉头沿眉至眉梢成一横线。

［操作］眉头沿眉至眉梢做分推，称为推坎宫。

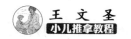
［功效］疏风解表，醒脑明目，止头痛。

［主治］外感表证，发热、头痛、夜啼、惊风、屈光不正、眼睑下垂、目赤痛、弱视、斜视。

3. 太阳

［定位］眉外稍后凹陷处。

［操作］指端揉和运，两拇指由前向后做直推。

［功效］疏风解表，清热明目，止头痛。

［主治］外感表证，感冒、发热、头痛、屈光不正、口眼歪斜、弱视、斜视、头晕。

4. 迎香

［定位］鼻翼两侧旁开0.5寸。

［操作］指端揉。

［功效］宣肺气，通窍。

［主治］感冒、鼻塞流涕、口眼歪斜。

［临床应用］鼻为肺窍，迎香穴居于两侧，揉之能宣肺气，通鼻窍。用于感冒或慢性鼻炎等引起的鼻塞流涕、呼吸不畅，效果较好，多与清肺经穴、拿风池等合用。

5. 人中

［定位］鼻唇沟中、上1/3交界处。

［操作］掐或按法。

［功效］开窍醒神。

［主治］神昏、抽搐、遗尿、面瘫。

［临床应用］掐人中对于不省人事、窒息、惊厥或抽搐，掐之有效，多与掐十宣合用。

6. 百会

［定位］前、后正中线和两耳尖连线交点处。

［操作］指端按揉。

［功效］镇静安神，升阳举陷。

［主治］惊风、目眩、脱肛、遗尿、夜惊、头痛、癫痫。

［临床应用］百会为诸经之会，按揉之能安神镇惊，治疗惊风、惊痫、烦躁等症，多与清肝经穴、清心经穴、掐揉小天心等合用；还能升阳举陷，用于治疗遗尿、脱肛等症，常与补脾经、补肾阳、补三关、揉丹田等合用。

［注意事项］对有气机上逆证候的患者应慎用。

7. 风池

［定位］在项部，枕骨之下，与风府（后发际上 1 寸）相平，胸锁乳突肌与斜方肌上端之间的凹陷处。

［操作］指端按揉。

［功效］壮阳益气，风池穴有醒脑开窍、疏风清热、明目益聪、平肝熄风、祛风解毒、通利官窍的作用。

［主治］风池穴主治头痛，眩晕，伤风感冒，鼻渊，

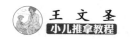
鼻出血，目赤肿痛，迎风流泪，夜盲症，耳鸣，耳聋，颈项强痛，落枕，荨麻疹，丹毒；以及神经衰弱，癫痫。

第三节　胸腹部穴位

1. 天突

［定位］胸骨柄上方凹陷处。

［操作］指端揉或点，用双手拇指对称挤捏。

［功效］理气化痰，止咳平喘。

［主治］咳嗽、痰浊瘀结，恶心、呕吐、食滞胃脘。

［临床应用］揉天突、挤捏天突能理气化痰，降逆平喘，常用于气机不利。对痰涎壅盛或胃气上逆所致之痰喘、干咳、呕吐等症，多与推揉膻中、揉中脘、运内八卦等合用，用中指端微屈向下、向里点，动作直快，可使止吐，用于食滞胃脘等症。

2. 膻中

［定位］两乳头连线中点。

［操作］指端揉，掌擦法，分推法。

［功效］理气化痰、止咳平喘、止呕。

［主治］痰鸣、咳喘、胸闷、呕逆。

［临床应用］膻中穴为气之会穴，居胸中，胸背属

肺，推揉之能宽胸理气，止咳化痰。对各种原因引起的胸闷、吐逆、痰喘咳嗽均有一定的缓解作用。治疗呕吐常与运内八卦、揉板门等合用，治疗喘咳常与肺经、揉肺俞等合用，治疗痰吐不利常与揉天突、按揉丰隆等合用。

［注意事项］用擦法时手法要稍轻，时间可以稍长，但要避免擦破皮肤。

3. 中脘

［定位］前正中线脐上 4 寸。

［操作］指端揉。

［主治］腹泻、腹痛、厌食、呕吐、腹胀、嗳气、疳积。

［临床应用］揉、摩中脘能健脾和胃，消食和中，临床常用于泄泻、呕吐、腹胀、腹痛、食欲缺乏等症，多与按揉足三里、推脾经等合用。

4. 天枢

［定位］腹中部，平脐处，距脐 2 寸。

［操作］用二指揉，称揉天枢。

［功效］和胃、止痛、通便。

［主治］腹胀、腹痛、腹泻、便秘。

［临床应用］理气消滞、调理大肠，多用于治疗因

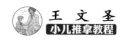

急、慢性胃肠炎及消化功能紊乱引起的腹泻、呕吐、积食、便秘等症。

5. 关元

［定位］脐下 3 寸。

［操作］用大鱼际揉，用指端按。

［功效］培肾固本，温补下元，分清别浊。

［主治］腹痛、遗尿、尿频、癃闭、水泻、脱肛。

［临床应用］揉、摩关元能培肾固本，温补下元，分清别浊。多用于小儿先天不足，寒凝少腹及腹痛、遗尿、脱肛等症，常与补肾经、补三关、揉外劳宫等合用。

第四节　腰背部穴位

1. 肩井

［定位］大椎与肩峰连接中点，肩部筋肉处。

［操作］用指端揉或按，用拿法称拿肩井。

［功效］宣通气血，发汗解表。

［主治］感冒、发热、气血不通。

［临床应用］按、拿肩井能宣通气血，发汗解表。临床上多用于治疗结束后，故又称总收法。也可用于治疗感冒等症。

2. 大椎

［定位］第 7 颈椎棘突下。

［操作］用指端揉或按。

［功效］清热解表。

［主治］外感发热、咳嗽、咽痛。

3. 风门

［定位］第 2 胸椎棘突下旁开 1.5 寸。

［操作］用指端揉或按。

［功效］疏风散寒，止咳平喘。

［主治］感冒、咳嗽。

［临床应用］揉风门主要用于外感表症，咳嗽气喘。临床上多与清肺经穴、揉肺俞、推揉膻中等配合应用。

4. 肺俞

［定位］第 3 胸椎棘突下旁开 1.5 寸。

［操作］用指端揉或按，用掌擦。

［功效］调肺气，补虚损，止咳化痰。

［主治］发热、咳嗽、喘促、肺炎、胸闷、胸痛。

［临床应用］揉肺俞、分推肺俞调肺气、补虚损、止咳嗽，多用于呼吸系统疾病。

［注意事项］用擦法时手法要稍轻，时间可以稍松，但要避免擦破皮肤；用揉法时用力的大小与补泻有一定

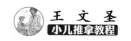

的关系。

5. 脾俞

［定位］第 11 胸椎棘突下旁开 1.5 寸。

［操作］用指端揉或按。

［功效］健脾和胃，助运化，利水湿。

［主治］黄疸、水肿、慢惊风、四肢乏力。

［临床应用］揉脾俞能健脾胃，助运化，祛水湿，常用于治疗脾胃虚弱、乳食内伤、消化不良等症，多与推脾经、按揉足三里等合用。

［注意事项］用揉法时用力的大小与补泻有一定的关系。

6. 肾俞

［定位］第 2 腰椎棘突下旁开 1.5 寸。

［操作］用指端揉或按。

［功效］滋阴壮阳，补益肾气。

［主治］腹泻、便秘、少腹痛、下肢痿软无力。

［临床应用］揉肾俞能滋阴壮阳，补益肾元，常用于肾虚腹泻或阴虚便秘，多与揉二马、补脾经或补三关等合用。

［注意事项］用揉法时用力的大小与补泻有一定的关系。

7. 夹脊

[定位] 大椎至龟尾成一直线。

[操作] 正捏脊，自龟尾至大椎，反方向为倒捏脊。

[功效] 正捏脊：补益脾肾，补气升阳；倒捏脊：滋补肝肾，养阴清热。

[主治] 发热、惊风、疳积、腹泻、消化不良、发育迟缓。

[临床应用] ①夹脊穴属督脉经，督脉贯脊属脑络肾，督率阳气，统摄真元。用捏脊法能调阴阳、理气血、和脏腑、通经络、培元气，具有强健身体的功能，是小儿保健常用的手法之一。临床上多与补脾经、补肾经、补三关、摩腹、按揉足三里等配合应用，治疗先、后天不足的一些慢性疾病，均有一定的效果。单用捏脊疗法，常用于小儿疳积、腹泻等病症。操作时旁及足太阳膀胱经脉，临床应用时可根据不同的病情，重提或按揉相应的背部腧穴，能加强疗效。②推夹脊从上至下，能清热，多与天河水、清六腑、推涌泉等合用。

此穴位的定位、功效、使用方法各流派尚未达成共识。

8. 七节骨

[定位] 命门至尾骨尖端成一直线。

[操作] 向上直推称推上七节骨，向下直推称推下七

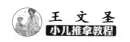
节骨。

［功效］推上七节骨，温阳止泻；推下七节骨，泻热通便。

［主治］腹泻、腹痛、便秘、遗尿、脱肛。

9. 龟尾

［定位］尾骨尖端。

［操作］用指端揉。

［功效］调督脉，理大肠。

［主治］腹泻、便秘、脱肛、遗尿。

［临床应用］龟尾穴即督脉经之长强穴，揉之能通调督脉之经气，调理大肠的功能。穴性平和，能止泻，也能通便。多与揉脐、推七节骨配合应用，以治腹泻、便秘等症。

10. 命门

［定位］后正中线上，第2腰椎棘突下凹陷处。

［操作］用指端揉或按。

［功效］温补肾阳。

［主治］腰痛、泄泻、尿频、遗尿。

［临床应用］补肾要穴，治疗肾气虚、肾阳虚导致的易感冒、身体瘦弱、久咳久喘、小便清长等。

11. 定喘

［定位］背部第 7 颈椎棘突下旁开 0.5 寸。

［操作］用指端揉或局部擦热。

［功效］止咳平喘，通宣理肺。

［主治］咳嗽、哮喘。

［临床应用］按、揉定喘能宣发肺气，平喘止咳。临床上可用擦法使局部温热，对表症导致的咳嗽、哮喘效果显著。

第五节　下肢穴位

1. 足三里

［定位］外膝眼下 3 寸，胫骨旁开 1 寸。

［操作］以拇指端或罗纹面着力，稍用力按揉，称按揉足三里。

［次数］揉 2~3 分钟。

［功效］健脾和胃，调中理气，导滞通络。

［主治］腹胀、腹痛、呕吐、下肢痿软无力。

2. 三阴交

［定位］内踝上 3 寸，胫骨后缘。

［操作］用拇指或中指、示指的罗纹面着力，稍用力

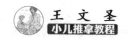

按揉，称按揉三阴交。

［次数］揉2~3分钟。

［功效］活血通络，疏下焦，利湿热，健脾胃，助运化。

［主治］癃闭、遗尿、尿频、消化不良。

3. 涌泉

［定位］足底面前、中1/3交界处。

［操作］用指端揉或按，称揉涌泉或按涌泉。

［次数］揉2~3分钟。

［功效］滋阴清热。

［主治］呕吐、腹泻、发热、盗汗、五心烦热、哮喘。

4. 太溪

［定位］内踝与跟腱之间的凹陷。

［操作］用拇指指端揉，称揉太溪。

［次数］揉3分钟。

［功效］补肾、养阴、敛汗。

［主治］五迟、五软、遗尿、耳鸣耳聋、盗汗、下肢痿软。

第九章　儿科常见病推拿治疗

第一节　感　冒

一、概述

"感"是感受，"冒"是触冒，是指因感受外邪而致的以鼻塞、流涕、打喷嚏、咳嗽、恶寒发热、头身疼痛为特征的外感病证。"感冒"一词最早见于南宋《仁斋直指方》。轻者称"伤风"，可不药而愈；普通感冒症状明显，病程 1 周左右，不传染；流行性感冒，疫疠所致，病情重，传染，常流行。感冒可发生于任何年龄和季节，但春、冬季最多。当季节变换和气候异常时，感冒患儿徒增。流行性感冒如甲型 H1N9 等，危害更大，震惊全球。本篇只限于对普通感冒进行详细叙述。

西医称感冒为上呼吸道感染。国外不主张对小儿用药。美国 FDA 于 2007 年 10 月发文"禁止 2 岁以下儿童

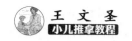

使用感冒药"，尤其是对抗生素的使用要求极为严格，强调多休息、多饮水，靠自身缓解。

感冒本不可怕，但小儿感冒易引发高热、惊厥、休克，甚至死亡。因此，要早防早治。小儿推拿防治感冒疗效确切、无副作用，应大力推广。

二、病因病机

感受外邪，正邪相争是小儿感冒的基本病机。

感冒具有风、侵、表、争四大特点。"风"，指感冒总以风邪为主。风为百病之长，风性向上。风兼寒为风寒，风合热为风热。"侵"，指邪气总是外来，为由表入里趋势。"表"指病变部位尚在肌表、肺卫。"争"指正气奋起抗邪。

三、诊断

（1）以发热、恶寒、鼻塞、流涕、打喷嚏、苔薄、脉浮等为特征。

（2）四时均有，多见于冬、春季，气候骤变时发病增多。

四、治法

感冒总属外感，治宜祛风解表。还应考虑风与他邪相结合形成风寒、风热、暑湿、风燥等情况，分别辅以散寒、清热、除湿、润燥等治法。

五、辨证

1. **风寒感冒**　以恶寒、发热、无汗，头身痛，清涕，打喷嚏，苔薄白，脉浮紧，指纹红为特征。

［治疗原则］疏风散寒，宣肺解表。

［穴位处方及手法处置］顺运内八卦，清天河水，补三关，清肺经穴，清大肠经穴，揉一窝风，揉外劳宫，掐揉二扇门，黄蜂入洞或揉大迎香，开天门，推坎宫，揉太阳，揉耳后高骨，猿猴摘果，揉肺俞，揉大肠腧，拿肩井。

2. **风热感冒**　以发热重，恶风，有汗、浊涕，咽红肿，口干喜饮，舌质红，苔薄黄、脉浮数，指纹深红为特征。

［治疗原则］疏风清热，宣肺解表。

［穴位处方及手法处置］逆运内八卦，清六腑，取天河水，补肾阴，清肺经穴，清大肠经穴，揉一窝风，揉

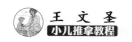

内劳宫，开天门，推坎宫，揉太阳，揉耳后高骨，猿猴摘果，黄蜂入洞或揉迎香，倒捏脊，揉肺俞，揉大肠腧，揉百会，揉涌泉。

3. 燥邪感冒 以鼻、口、咽和皮肤干燥，口渴，咽痛、目痒，干咳少痰，舌红，苔薄黄而干，脉细，指纹浮为特征。

［治疗原则］清热祛燥，润肺解表。

［穴位处方及手法处置］逆运内八卦，清肺经穴，清大肠经穴，清六腑，取天河水，补肾阴，运水入胃，清大肠，猿猴摘果，揉太阳穴，拿肩井，揉肺俞，倒捏脊，下推龟尾七节骨。

4. 暑湿感冒 多因夏季受凉所致，以恶寒、发热，肢体困重，头重如裹，腹痛，呕吐或腹泻，舌苔白腻，脉濡，指纹滞为特征。

［治疗原则］清热利湿，和中解表。

［穴位处方及手法处置］逆运内八卦，清六腑，取天河水，补肾阴，运水入土，清肺经穴，清大肠经穴，清小肠经穴，揉一窝风，揉外关，揉板门，开天门，推坎宫，揉太阳，揉耳后高骨，揉迎香，揉风池，揉风府，揉肺俞，揉膈俞，揉脾俞，揉胃俞，揉大肠俞，下推龟尾七节骨，倒捏脊，揉百会，揉涌泉。

六、注意事项

（1）治感冒用汗法。汗为心液，血汗同源，故汗可发但不宜多发。应掌握推拿刺激强度，还应适当饮水，以滋汗源。

（2）出汗是现象，乃由内达外趋势。该趋势切中感冒风、侵、表、争四大病机，故能防治感冒。其他取汗方法，如热饮、加被、近温、蒸浴等与之同功。

（3）空调的广泛运用使室内、外温差增大，空调综合征明显增多，也表现为鼻塞、头昏、打喷嚏、乏力，以及关节酸痛等外感症状。治疗感冒时应充分考虑出入环境因素，避免环境因素影响。流行性感冒流行期间应避免外出，并保持室内空气新鲜。

第二节　便　秘

凡间隔 2 日以上未排大便或排便困难、干硬如羊屎或肛裂或难以排出者，均为便秘。便秘，既可以作为一种疾病，也可以作为疾病发生时的一种症状。

便秘是儿科临床常见的一种病证，有时单独出现，有时发生于其他疾病的过程中。究其病因、症状，可分

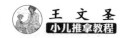

为实秘、虚秘和混合性便秘。

一、病因病机

1. **实秘** 素体阳盛，过食辛热之品，以致肠胃积热、气滞不行或热病后耗伤津液，肠道失于濡润，而致大便干结，难以排出。

2. **虚秘** 先天不足，脾胃素虚，气血生化不足，或病后体虚，气血亏损，气虚则大肠传送无力，血虚则津少，不能滋润大肠，以致大便排出困难。

二、临床表现

1. **实秘** 大便干结，身热面赤，烦渴口臭，胸胁痞满，饮食减少，腹部胀满作痛，嗳气频作，小便短赤，苔黄燥，脉弦滑，指纹色紫。

2. **虚秘** 面色苍白无华，身体消瘦，神疲气怯，虽有便意，而努挣乏力难下，舌淡、苔薄白，脉细或虚弱，指纹色淡。

三、按摩治疗

1. **实秘**

［治则原则］ 清热、润肠通便。

［穴位处方及手法处置］逆运内八卦，取天河水，补肾阴，清六腑，运水入土，清大肠经穴，清肝经穴，揉内关，揉板门，揉支沟，顺结肠揉腹，揉太溪、照海，倒捏脊，揉肺俞，下推龟尾七节骨。

［方义］清大肠经穴，以荡涤肠腑之邪热积滞；逆运内八卦、摩腹，以行滞消食；清肝经穴，可疏肝理气行滞；推下七节骨、清六腑，以清热通便。

2. 虚秘

［治则原则］补中益气、通便。

［穴位处方及手法处置］顺运内八卦，补脾经，清天河水，补三关，清六腑，清补肺，清补心，清补清大肠经穴，揉内关、揉板门、揉外关、揉支沟、揉外劳宫、揉百会，顺结肠揉腹，按揉足三里，正捏脊，拿肩井，揉肺俞，揉脾俞，揉肾俞，揉大肠腧，下推龟尾七节骨。

［方义］补脾经、补三关、正捏脊、按揉足三里，以健脾和中，补养气血，强壮身体；清补清大肠经穴、顺结肠揉腹、揉肾俞，以理肠通便。

3. 混合性便秘

若患儿既有便秘又有虚不受补者，临床表现为粪如羊屎或难以排出，食欲缺乏，易怒易惊，初睡盗汗，舌红苔黄或舌淡齿痕，脉虚细或弦滑等症状。

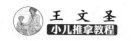
用普通穴位处方效果不佳者，根据作者多年临床经验，总结出通用型通便处方。

［通用型通便处方及手法处置加减］补脾经，取天河水，补肾阴，运水入土或运水入胃，清大肠经穴，顺结肠揉腹，倒捏脊，下推龟尾七节骨。

［方义］补脾经，以健脾和中，生化气血，调益后天之功。取天河水、补肾阴、运水入胃、清大肠经穴，有借天雨以滋万物，增水行舟之意。此方着重于利用自然界之力量来调理和融合自然之个体，个体服从于整体，整体包含着个体。顺结肠揉腹、倒捏脊、下推龟尾七节骨，有润肠通便、排糟粕、解毒之目的。

四、预防与调护

（1）对有便秘的小儿，应调整饮食，多吃富含纤维素的蔬菜和水果，多喝温开水。

（2）养成按时排便的习惯。

（3）适当进行锻炼，加快肠蠕动。

附录 A　推拿小儿总歌诀

推拿小儿如何说，只在三关用手诀。

掐在心经与劳宫，热汗立至何愁雪。

不然重掐二扇门，大汗如雨便休歇。

若医痫疾并水泻，重推大肠经一节。

侧推虎口见功夫，再推阴阳分寒热。

若问男女咳嗽诀，多推肺经是法则。

八卦离起到乾宫，中间宜手轻些些。

凡运八卦开胸膈，四横纹掐和气血。

五脏六腑气候闭，运动五经开其塞。

饮食不进儿着吓，推动脾土就吃得。

饮食若进人事瘦，曲指补脾何须歇。

直指推之便为清，曲指推之为补诀。

小儿若作风火吓，多推五指指之节。

大便闭塞久不通，盖因六腑有积热。

小横肚角要施工，更掐肾水下一节。

口出臭气心经热，只要天河水清澈。

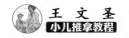
上入洪池下入掌，万病之中都去得。

若是遍身不退热，外劳宫旁多揉擦。

不问大热与大炎，更有水底捞明月。

黄蜂入洞医阴病，冷气冷痰都治得。

阴池穴掐心头痛，一窝风掐肚痛绝。

威灵总之救暴亡，精宁穴治打逆噎。

男女眼若往上翻，重掐小天心一穴。

二人上马补肾经，治得下来就醒些。

男左女右三关推，上热退之冷如铁。

寒者温之热者清，虚者补之实者泄。

仙人留下救儿诀，后学殷勤谨慎些。

选自《幼科推拿秘书》

附录 B　推拿代药赋

　　前人忽略推拿，卓溪今来一赋。寒热温平，药之四性，推拿揉掐，性与药同。用推即是用药，不明何可乱推。推上三关，代却麻黄肉桂。退下六腑，替来滑石羚羊。水底捞月，便是黄连犀角，天河引水，还同芩柏连翘。大指脾面旋推，味似人参白术，泻之则为灶土石膏。大肠侧推虎口，何殊诃子炮姜，反之则为大黄枳实。涌泉右转不揉，朴硝何异？一推一揉右转，参术无差。环指泻肺，功并桑皮桔梗；旋推止嗽，效争五味冬花。精威拿紧，岂羡牛黄贝母。肺俞重揉，漫夸半夏南星。黄蜂入洞，超出防风羌活。捧耳摇头，远过生地木香。五指节上轮揉，乃祛风之苍术。足拿大敦鞋带，实定惊之钩藤。后溪推上，不减猪苓泽泻。小指补肾，焉差杜仲地黄。涌泉左揉，类夫砂仁霍叶。重揉手背，同乎白芍川芎。脐风灯火十三，恩符再造。定惊元宵十五，不啻仙丹。病知表里虚实，推合重症能生，不谙推

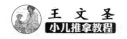

拿揉掐，乱用便添一死。代药五十八言，自古无人道及，虽无格致之功，却亦透宗之赋。

选自《幼科铁镜》

附录 C　穴药同源

　　揉板门、加清大肠经穴等同消食导滞散。平肝经同逍遥散或者柴胡疏肝散。清心经穴同导赤散。清肺经穴，为泄白散。补肾阴，为六味地黄丸。补肾阳似金匮肾气丸。补三关，为参附汤。退六腑，为清凉散。清天河水，为麻黄汤。顺八卦，似右归丸。逆八卦，似左归丸。水底捞月，为白虎汤。补脾润肺，揉肝，似八珍汤。健脾和胃，为保和丸。天门入虎口，为四磨汤。双合谷双太冲，为龙胆泻肝汤。双手四关，为血府逐瘀汤。

　　（以上穴位和药物同源之心得为王文圣医师临床总结之概述，仅供参考并期待指正）

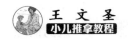
附录 D　穴位图

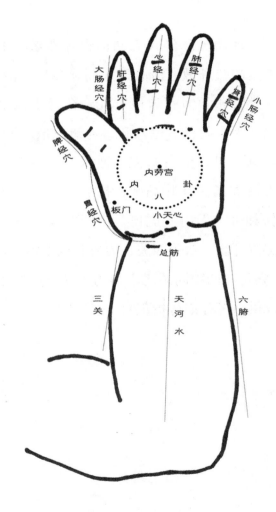

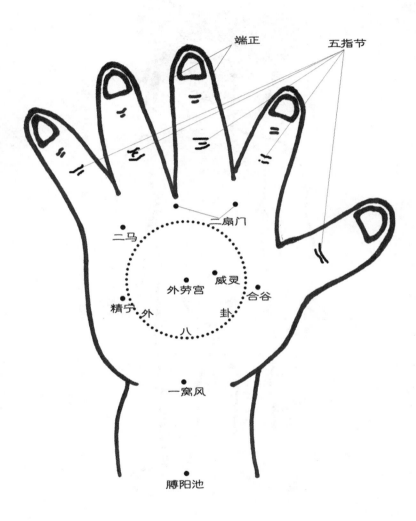

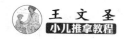

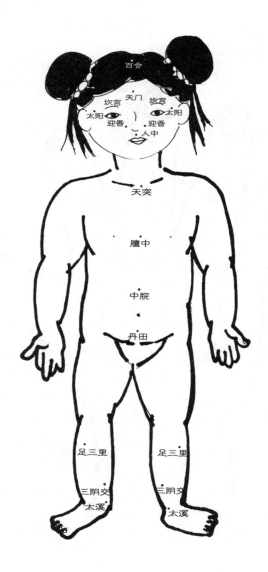

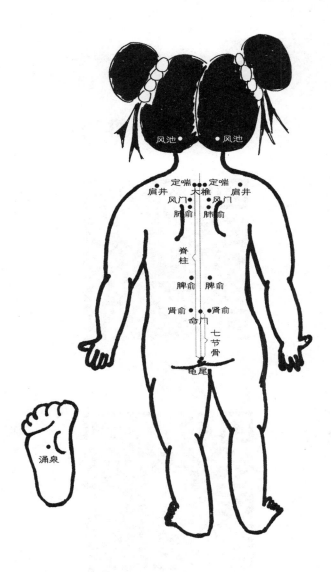

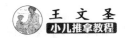

附录 E　二维码

公众号二维码

小助手二维码

参考文献

［1］孙德仁. 少儿推拿中医学基础【M】. 北京：中国中医药出版社，2012.

［2］成为品. 中医学基础【M】. 北京：中国盲文出版社，2007.

［3］成为品. 儿科按摩学【M】. 北京：中国盲文出版社，2008.

［4］廖品东. 小儿推拿学【M】. 北京：人民卫生出版社，2016.